仕事・人間関係

# 「最近なにもかもうまくいかない」と思ったら読む本

心屋仁之助 著

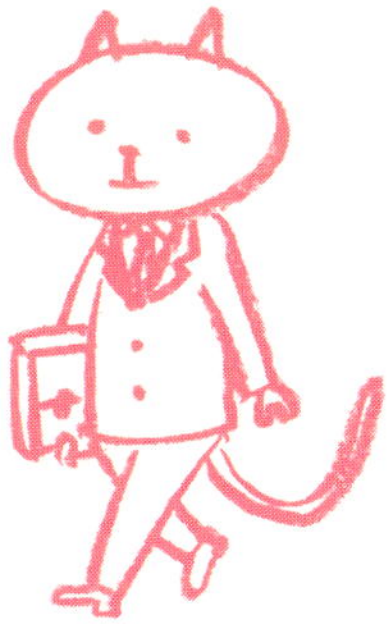

# はじめに

はじめまして。性格リフォーム心理カウンセラーの心屋仁之助です。

僕は19年のサラリーマン経験ののち、起業して心理カウンセラーとして今日まで何千人もの様々な方の「お悩み」に向かい合ってきました。

また最近は様々なご縁をいただいて、テレビに出演させていただき、そこでもカウンセリングをさせていただけるようになりました。

テレビに出させていただいて、芸能人の方にカウンセリングをさせていただいて感じることは、一般の方のお悩みと、多少の特殊性はあったとしても、「根っこ」は同じだなぁ、ということでした。悩みの「根っこ」に関しては、主婦も、学生も、ＯＬも、経営者も、タレントも、会社員も、なにも変わらないということです。

その「根っこ」とはなにかというと、ひと言でいうと「うまくいかない考え方」です。

なにもかもうまくいく人、いつも幸せそうな人、と、なにもかもうまくいかない、いつもツイてない、いつもひどい目に遭う人の「差」は、能力でも、運でも、なんでもなく、ただ「考え方」だということです。

ひと言でいうと「うまくいかない人はうまくいかない考え方をしているからうまくいかない」ということです。

人は、自分の「考え方」ひとつで、自分の能力さえも制限し、自分の可能性さえも制限してしまう。だから自分の「うまくいく力」さえも自分で制限します。

人は、その人だけの「うまくいかない常識」を持っているのです。つまり、「うまくいかない」「問題が起きた」と考えるときというのは「自分の中にあるうまくいかない考え方」に気づくチャンスが来たということです。

僕自身も、ずっとそんな「うまくいかない考え方」を持って生きていて、うまくいきませんでした。いまから思うと当然です。そして、カウンセリングさせていただいた「うまくいってない方」も、間違いなく「うまくいかない考え方」を持っておられましたし、芸能人の方でも、なにかに悩んでおられる方は「うまくいかない考え方」を持っているのです。でも、みんな「それが常識」と思っているのです。

だから、問題を解決することは、とても簡単なことなのです。それは「うまくいかない考え方」を「うまくいく考え方」に変えるだけなのです。ええ、冗談のようですが、本当にこれだけです。

そして、僕自身がそれに気づき、意識的に変えてきた頃から、「断然うまくいく」ようになったのです。つまり、自分の頭の中の「思考」つまり「考え方」を変えたら、そのあとに「現実」を体験することができることに気づきました。

僕は、さまざまなうまくいかない現実を体験してきたから、うまくいかない「思考」「考え方」ができてきたと思っていましたが、逆でした。思考が先、そして現実があとからついてくるのです。

この本では、いま「うまくいかない思考」を持ってしまっているみなさんに、「うまくいく考え方」に入れかえていただけるような、そんなお話をさせていただこうと思います。

ただし、「こういう方法」を使えばすべてうまくいきますよ、なんていうノウハウ集ではありません。「考え方」というのは、変わるときには一瞬で変わりますが、「うまくいかない考え方を信じている」ときは、「うまくいく考え方が入らない」ようになっているのです。だから、納得していただけるようにひとつずつお話ししていきます。

ぜひ、僕に騙されてみるつもりで読み進めてください。

ぼくもあなたにゆっくりと話しかけていきます。

疑いながらでもいいから、ぜひ読んでみてくださいね。

心屋　仁之助

『仕事・人間関係「最近なにもかもうまくいかない」と思ったら読む本』



1章

会社の上司・同僚・友人……

# 「周りの人」とうまくいかない

## 2章

# 恋人・夫・パートナー……「大切な人」とうまくいかない



## 3章

# 親・兄妹・子ども……「家族」とうまくいかない

# 4章 「うまくいかない性格」を根っこから「リフォーム」する

5章
## なにもかもうまくいく自分になる
# 「5つの魔法の言葉」

本文イラスト／村山宇希

# 1章

会社の上司・同僚・友人……

# 「周りの人」とうまくいかない

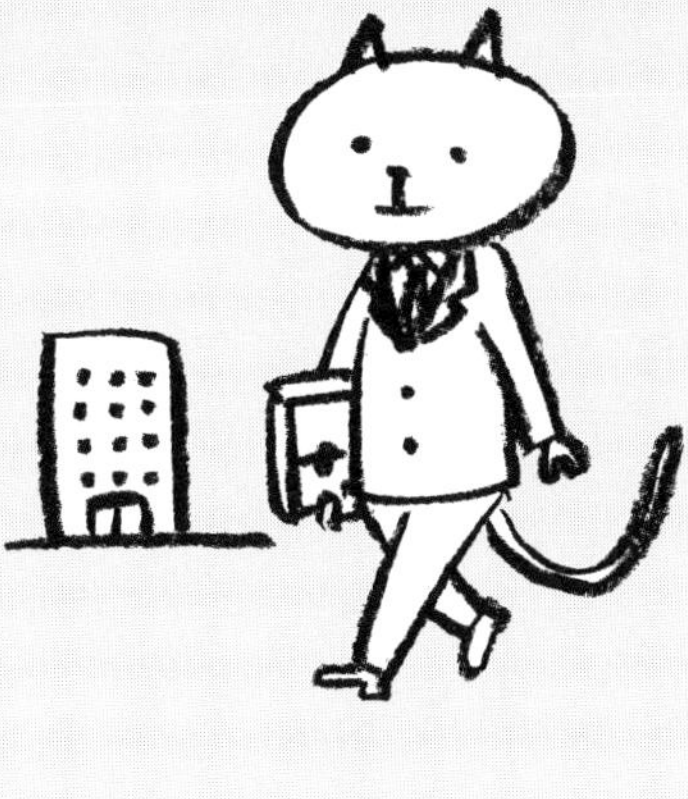

# 1

# 「自分ばかりひどい目にあう」と思ったら……

## 「不幸な私」の正体は……

「なんでそんなことするのよ！」

「それはおかしいじゃないですか！」

「そんなこと、やめてください！」

「あなたが悪いんです！」

「もっとこうしてくださいよ、なんでしてくれないんですか！」

そんなふうに叫びたくなること、ないですか？

周りにいる、無神経な人、横暴な人、思いやりのない人、空気を読めない人……、
そんな人のせいで、イヤな思いをしてしまって、思わず文句を言ったり、抗議したり

したことはありませんか。

でも、ちょっと考えてみてください。

そんなふうに言われたら、相手はどんな気分になるでしょうか。

「批難された」

「攻撃された」

「怒られた」

そう感じて、きっと、反発するか、心を閉じるか、萎縮《いしゅく》するか、わかったふりをするでしょう。なんにしてもいい結果は生みません。

こういうことを言われたら、相手だって気分が悪いもの。

「もしかしたら、こちらに非があるのかもしれない」と思っても、こういうふうに「ぶつけ」られたら、謝りたくなくなります。反発もしたくなる。

「うっせ――――!!」

と怒鳴りたくなるかもしれないし、へたしたら、

「誰が聞いてやるもんか」

と意固地にもなります。

僕だったらそうなります。

はい、大人げないです。

でも、僕は、そうやっていこうと思っています。

それは、これまでが、「そっち側」だったから。

僕も「非難」する側だったからです。

## あなたが言いたくない「本音」

非難する側だったとき、僕はすねていました。

「自分ばかり損する」

「自分ばかりひどい目にあう」

「自分ばかり無視される」

「自分ばかり軽く扱われる」

そう思っていました。そして、常に何をしていたかというと、

「本音を言わずに正しさを求める」

ということばかりしていました。

相手に変わることばかり求めていました。

本音は、

「そうされて、悲しかった」

「してもらえなくて、悲しかった、つらかった、悔しかった」

「大事にされてないように感じて怖かった」

「無視されて苦しかった」

こういう気持ちです。でも、その本音を「言いたくない」から、

「それはおかしいでしょ」

「なんでそんなことするの」

「それは間違っている」

「普通は」

こういう言葉を相手に投げつけてました。ひどいときには、

「こうしなさい」

と、自分の言うことを聞くまで、相手を非難し続けることもしました。

これを「すねている」といいます。

自分の本音を隠して言わないと、こういった「非難」や「正しさ」を相手に「ぶつける」ことになります。

もしくは、「イヤミ」しか言えなくなって「毒舌」になっていきます。

「ああ、あの方は、一人がお好きなのね」

「まぁ、ご立派ですこと」

「ああ、怒っておられるのですね」

「あの人はこうなのよね」

「あんなことしてるからダメなのよ」

なんて口調になってきて、ますます人から疎まれて、

「やっぱり大事にされない」

「やっぱり認められない」

「やっぱり無視される」

「やっぱり嫌われる」

と、妄想と復讐の鬼と化していくのです。

## 勇気をもって本音を言う、これが第一歩

僕は、そういう復讐の鬼になってしまったクライアントさんが来たら、やさしくしないことにしています。

「さびしかった」
「悲しかった」
「悔しかった」
「怖かった」
「○○してほしかった」
「やめてほしかった」

その本音に本人が気づくまで徹底的に叩きます。

自分が本音を言わずにすねているんだって気づくまで、徹底的に叩きます。

「わたしは、言いたいことはなんでも言っています」

という人に限って、こういう「非難」「攻撃」「悪口」「イヤミ」ばかりの人だった

りします。これは、「言いたいことを言っている」のとは違うのです。

だから、そのときには気づかなくても、あとでもいいから、言ってみてください。

「あのときは、さびしかった」

「すごく、悲しかった」

「本当は、悔しかった」

「怖かった」

「〇〇してほしかった……」

そう言ってみてください。

これは「勇気」です。勇気がないと言えません。

それを言えないから、それを我慢して言わないから、腹黒くなって、「自分の思い通りにならない相手」を嫌いになるのです。

「本音を言えない自分」を、嫌いになるのです。

成仏できない生き霊・怨霊となるのです。

攻撃しているとき、僕は、人と自分のことをどんどん嫌いになっていきました。

生き霊、怨霊になってました。

そして、いま僕は、その人のことを嫌いになりたくないから、イヤなこともちゃんと言うようにしています。

そして、言うだけ言ったら、相手がどう反応するのかは、もう、相手に任せるしかありません。そこで起こった反応を受け止めるしかありません。

そんな本音を言っても、受け止めてもらえなかったり、わかってもらえなかったり、嫌われたりしたら、やっぱり、つらいし、悲しいし、苦しいし、イヤな気分になります。

でも、その気持ちを、受け止める。

これも、「勇気」です。

これも、「覚悟」です。

覚悟とは、腹をくくるということ。

腹をくくるということは、頭で考えないで生きるということです。

腹をくくるから、地に足をつけてしっかりと現実を生きられるようになります。

逃げない。

腹をくくる。

僕もずっと腹をくくれなかったから、怖いのはわかる。

いまでもくくれてないものもいっぱいある。

それでも、**腹をくくったとき、腹をくくったことに関しては、確実に現実が変わってきた。**

腹を、くくる。

覚悟、する。

それは、言いかえれば、やっぱりこれ。

「損してもいい」という気持ちです。

とはいっても、怖いもんは怖いから、そんなに焦らずに、いつか覚悟できると信じて、ぼちぼちいけばいいのです。

覚悟できない自分を責めないでね。

僕も長いこと覚悟できなかったからさ。

# 2 周りの迷惑な人に困らされているあなたへ

## 「困った人」をどうにかしたいとき

問題行動を起こす部下……

問題行動を起こす子ども……

問題ばかりのパートナー……

そういう人には、どう向き合えばいいですか。

そんな質問をよくいただきます。

ここでは、そんなことについて書いてみようと思います。

とはいえ、僕が今からお話しすることは正解ではなく、やっぱり世の中にはいろんな答えがあるので、読んだ上でまたいろいろと試してみてくださいね。

さて、質問を振り返ると、

「困った人が周りにいるのですが、どうしたらいいですか」

ということになります。

この質問にそのまま答えようとすると、「周りの人の変え方」みたいな話になりますね。

こんなふうに接してみようとか、こんな言い方をしてみましょうとか。

それもやってみて効果があればいいのですが、そうではない場合の話をします。

山本五十六《やまもといそろく》さんという方の言葉に、

「やってみせ、言って聞かせて、させてみせ、
誉めてやらねば、人は動かじ」

という素晴らしいものがあります。

僕も大いに参考にさせていただきました。

でも、最近、このあとに、まだ言葉が続くことを知りました。

「話し合い、耳を傾け、承認し、
任せてやらねば、人は育たず。
やっている、姿を感謝で見守って、
信頼せねば、人は実らず」

と続くのです。
はぁ～～～……と深いため息が出ました。
素晴らしい言葉です。
話し合い、
耳を傾け、
承認し、
やっている姿を
感謝で見守って
信頼する。

いいですか?

100回は読んだ方がいいです。

紙に書いて貼っておいた方がいいですよ。

ええ、僕もびっくりしたから。

## 問題なのは、何か

「馬を水辺につれていくことはできても、水を飲ませることはできない」

ということわざもあるように、人は本当に困ったとき、もしくは本当にメリットが想像できるときしか動かないものなのかもしれません。

僕たちが、周りの人のことで悩むのは、簡単にいうと、

**「周りの人が自分の思い通りに動いてくれないとき」**です。

そのときに、自分の中のトラウマが発動します。

それで怖くなるんです。これが「問題」なのです。

**つまり、相手じゃなくて、自分の問題です。**

「**周りの困った人をどうにかしたい！**」と思ったら...

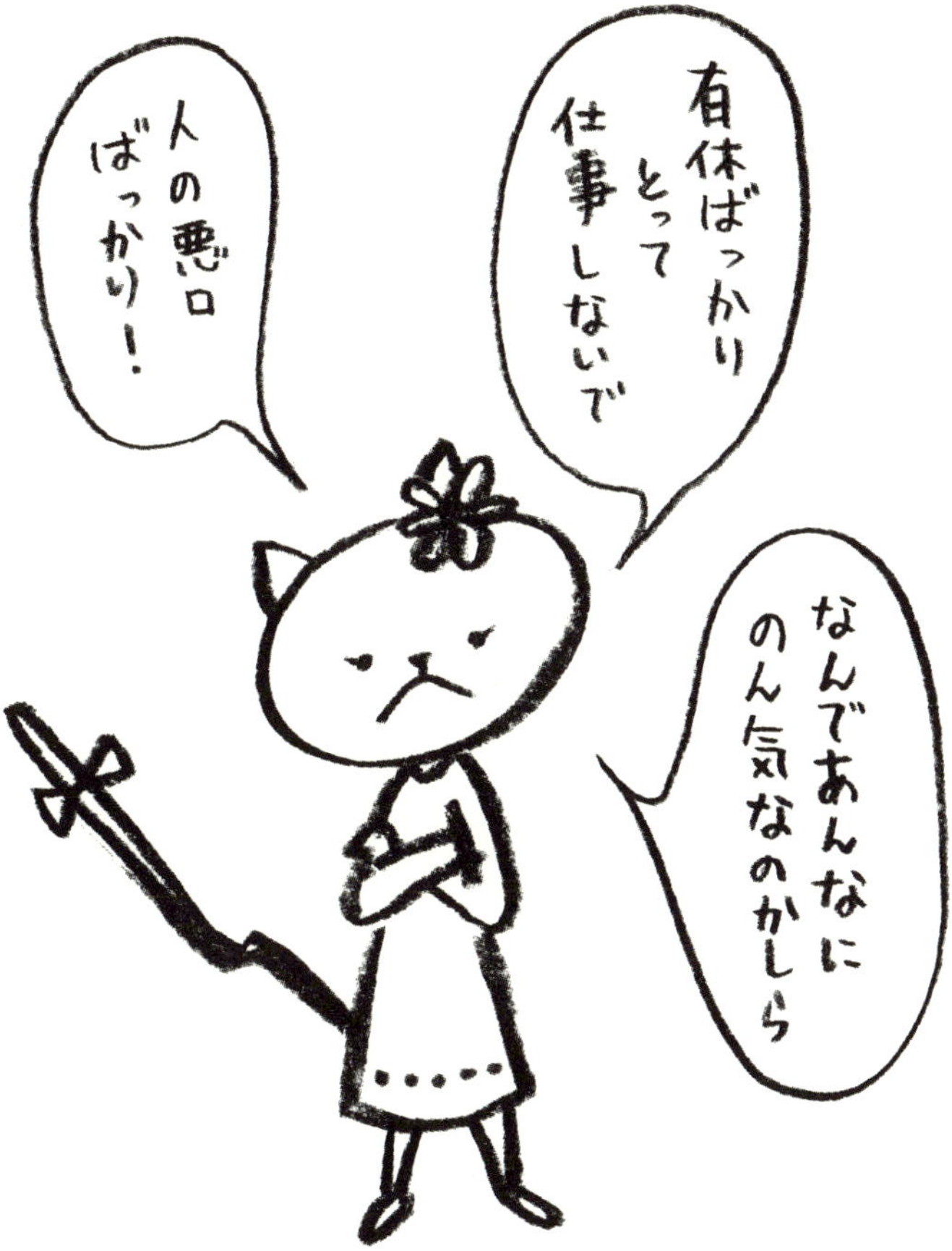
なんであんなにのん気なのかしら
有休ばっかりとって仕事しないで
人の悪口ばっかり！

そう思ってしまう気持ちのほうに問題があるのかも？

勝手に反応してるんです。相手を「使って」ね。

最近では、落ち着きがなく、注意散漫、集中しすぎ、という、「社会」「学校」「組織」「常識」「ルール」「〇〇するべき」などといった「枠」に合わない人のことを、「異常」「病気」として扱うことが多いように思います。

「人と違う」「普通でない」という「問題」ですね。

それが「問題行動」と言われる。

でも、その「普通」を追いかけ続けた結果が、過去最大の自殺者数などといった現象なのではないでしょうか。

「異常」と言われる人たち、子どもたちは、

「わたしたちを異常だと感じることが異常なんだよ」

「僕たちを異常だと感じることが、

常識という見えないトラウマに縛られて、

自分らしさを失っているということなんだよ」

ということを、僕たちに教えてくれているのではないでしょうか。

「常識にとらわれて窮屈に生き、

いろんなことを我慢して、
自分らしさを失っているんだよ」
そう教えてくれているように思えてなりません。
彼らこそが、
自分らしく、
子どもらしく、
好奇心いっぱいで、
何かに夢中になって、
人と違う行動をして、
枠からはみ出して、
どんどん新しい自由な価値観を作っていくことができる、
そんな人たちなのではないでしょうか。
彼らの自由さや「問題行動」を「面白い」と感じられる、そんな心があればいいですね。
そうした余裕があれば、「周りの人が自分の思うように動いてくれない」といって悩むこともなくなります。

では、この心の余裕を持つためには、どうすればいいか、というと、まずは、これ、**「〝困った人〟を師匠と呼ぶトレーニング」**をすることです。

実をいうと、僕は、ずっとずっとそれが受け入れられませんでした。

がんじがらめに、「常識」や「普通」や「こうあるべき」「こうしてはいけない」、に縛られて生きてきたので、目の前の相手の自由さを受け入れられず苦しみ続けてきました。それを教えてくれるから師匠なのです。

最近、やっと、師匠たちを面白いと感じられるようになりました。

本当に、やっと、ここまで来れたなぁと思います。

だから、みなさんも、焦らず、ゆっくりトレーニングしてみてくださいね。

ぜひ、師匠と同じことにチャレンジしてみるのです。

# 3 人間関係の悩み・トラブルが絶えないのは、なぜ？

## もめ事を起こしている真犯人は？

僕は、ことあるごとに、

「あなたが嫌われていると思っているのは、勘違いだよ」

「あなたが、愛されてないと思っているのは、勘違いだよ」

「あなたが人からどんな扱いを受けようが、あなたは愛される存在なんだよ」

ということをお伝えしています。

そして、それを聞いた人が信じてなくても、僕が勝手に信じているから伝え続けます。

僕の主催しているカウンセラー養成スクールのマスターコースの中でも、ちょこちょこともめ事が起こります。

もめ事は、大歓迎です。もめ事を通じて、「勘違い」「すれ違い」「思い込み」が露呈するからです。

**もめ事が起こったとき、そこには、100％の「勘違い」があります。**

「そんなつもりじゃなかったのに」

「本当はそうじゃないのに」

「誤解された」

「いや、そうに違いない」

「そうとしか見えない」

「絶対そうだ」

だいたい、この「絶対そうだ」が出たときは、「絶対、間違って」ます。

これが面白い。

で、黙って見ていると、勝手に勘違いやひとり相撲に気づいて、自分たちで解決していきます。すごいです。

ひとり相撲って、ひとりで相撲を取っているんです。

「はっけよい、のこったのこった」って、自分でガブリよって、自分で相手に技を仕掛けさせて、自分で倒れて、やられた～ってやってます。

「いない敵」とひとりで戦っているので、「助けて～」と言われても助けられません。

「敵いないのよ～」

と言っても、

「敵いるもん、ひどいこと言うもん、すごいことするもん」

と、鏡に向かって闘ってます。犬が自分のしっぽを追いかけてるみたいに。

なんだか見ていてニコニコしてしまいます。

で、ふと気づくと僕もひとり相撲とってるときがあったり。

人生って面白い。

それが、みんなの家庭で、みんなの職場で、みんなのご近所の人間関係で起こっているのです。

「衝撃!!　旦那さんを怒らせてたのはわたし！」

だとか、

「否定されているって思っていたら、そんなわたしを見て、相手も否定されているって思っていた！」

なんてことを、勝手にどんどん気づいていきます。

## 心のゆがみを直すチャンス

こういうことは、すべて「自分を知るため」つまり「自分の思い込みを知るため」に、自分が起こしている事件です。

「自分が、愛されてない」

「自分が、役に立たない」

「自分は、価値がない」

という勘違いを知るために、自分で自分に爆薬を仕掛けているのです。

だから、**すべての人間関係の事件は、自分が起こしていると思うと解決は早いのです。**

自分が無意識に相手に頼んで、自分に「そうさせてる」「そう言わせてる」のです。

相撲でいうと、強い相手に弟子入りして稽古をつけてもらう、みたいな感じ。

そうして、

「自分の鼻をへし折ってもらう」

「自分は正しいという勘違いを、叩き直してもらう」

「自分がすべて悪いんだ、という勘違いを投げ飛ばしてもらう」

そのための、激しい、ぶつかり稽古です。

ごっつぁんですっ‼

そうやって自分の心のゆがみを、いじけた根性を、ひがみ癖を、スネスネの心を、叩き直してもらって、まっすぐに生きようとしているのです。

# 4 負のスパイラルを止める、とっておきの方法

## 「努力するとうまくいかない」、その理由

うまくいかないときというのは、あれもこれも、なにもかもうまくいかないような気になります。

挙句の果てに柱の角に足の小指をぶつけてみたり。

そんな「負のスパイラル」にはまったとき、どうやって抜け出せばいいのでしょうか。

その答えは、ひとつです。

それは、

「いつもと違うことをする」

です。

もっといえば、

「いつもの逆をしてみる」

ということ。

え、わかりにくい？

では、もっとわかりやすくいうなら、

**「人に迷惑をかける覚悟をする」**

ということです。

うまくいかないときというのは、「自分でなんとかしよう」としているときです。

もっとはっきりいうと、「**自分だけで**なんとかしよう」としているときです。

これは、いい意味では努力といえるのですが、別の方向から見ると、

「エゴ全開‼」

のときです。

だから、「流れ」や「他人の力」や「やさしさ」に助けてもらえない。

「自分でなんとかする」の逆が、「人に頼る」「人に甘える」ということですが、

「頼れないんです」

「甘えられないんです」

という人がいます。

そういう人は、

「迷惑をかけないように頼ろう」

「嫌われない程度に甘えよう」

と思っているから、できないのです。

だったら、いっそのこと、

「迷惑をかける‼」

と覚悟を決めてほしいのです。

## あなたの迷惑を喜んでくれる人がいる

人に迷惑をかけないように生きている人は、人から迷惑をかけられるのが大嫌いで許せません。

人に迷惑をかけて、頼って、甘えて生きるようになると、人から迷惑をかけられることに寛大になります。

逆の言い方をするなら、人から迷惑をかけられて嫌だなと感じる人、いつも迷惑ばかりかけられて困っている人は、

「あなたも、迷惑かけていいんだよ」

「気をつけていても、気づかないところで誰かに迷惑をかけているんだよ」

「もっと甘えていいんだよ」

「もっと人を信用していいんだよ」

と、教えられているのです。

僕もずっと甘えられない人だったから、全部自分でやろうとして苦しかったし、人に迷惑をかけられるのが大嫌いでした。

でも、頑張って、人に迷惑をかけようとしたら、

「迷惑どころかうれしい」

「気にならない」

と言われて、目が点になったことがいっぱいありました。

「それより、こっちの方が迷惑」

と、今まで迷惑をかけないように頑張っていたところを指摘されてびっくりしたこともありました。

さて、ということで、負のスパイラルから抜け出すには、そのスパイラルを「逆回し」してみること。

あなたにとっての、今までとまったく逆のことって、なんでしょう。

ぜひやってみてくださいね。

## 5 悪口・暴言は、こう受け止めればだいじょうぶ

### 壊れた翻訳機と、壊れた発信機

人は、心がすねて歪んでいるときは、人の話をゆがんで受け取ります。

人は、「あの人は絶対私のことバカにしている」と「思っている」ときは、その人のどの行動を見ても、バカにしているように見えてきます。

「あの人は、絶対わたしのこと怒ってるんだわ」と「思って」いると、楽しく話しかけてきても「カモフラージュだわ」と受け取ります。

これが、壊れた翻訳機、別名「すね」です。

で、最近気づいたことは、これは「受け止る」「聴く」ときだけでなく、「発信」するときにも、どうやら誤変換を起こしているのではないかということ。

これは、僕のブログのコメント欄を読んでいて気づいたのですが、

「嫌い」とか、

「バカ」とか、

「絶対セミナー行かない」とか、

「カウンセラー失格」とか、
書き込んでいく人がいるわけです。

黙って去っていけばいいのに、なんで「わざわざ」言いに来るのかな、と不思議でした。

なんで、じっと嫌いな僕のブログを読んでいるのかな、と。

ところが、やっと気づいたのです。

僕はとっても単純なことを見落としていました。今から思えば、恥ずかしいぐらいに当たり前のことなのに。

それが「壊れた発信機」です。

この発信機、少々ゆがんでいるので、ま逆の音声（言葉）を発信するようです。

一番わかりやすい例が、小学生の男の子が好きな女の子に、「ブス！」とか、「バ

カ！」とか、スカートをめくる、とかそういう「心と逆のことをする」というやつですわ。

素直な人がそのまま受け取ると、とってもイヤな思いをします。

誰だって、そんなこと言われたら、イヤな思いがする。でも、ちょっと冷静になって、客観的にその真意を汲み取ってみれば、ま逆だということがよくわかります。

とはいえ、わかっていても、その「言葉」自体にもエネルギーがあるので気持ちはよくないですが。

## 悪口・暴言は、こう変換する

でも、そのことに気づいてから、「なーんだ」「ていうか、ちゃんと言えよー」と思うようになりました。

ちょっと、発信機に「スネバグ」が入っていたようなので、駆除してみたら、こんなふうに変わりました。

発信「なんでやさしくしてくれないの！」
**本音（やさしくしてほしい）**
発信「なんでこんなこともわからないの？」
**本音（わたしの気持ち、わかってよ）**
発信「大嫌い」
**本音（大好きなのに）**
発信「あなたはカウンセラーに向いてないわね」
**本音（もっと夢を見させてよ、助けてよ、わかってよ）**
発信「そんなことしてるから、みんな離れていくのよ」
**本音（離れたくないから、好きでいさせて）**

発信　「絶対セミナー行かない」
**本音　（大好きなのに）**

発信　「バカじゃないの」
**本音　（わかってくれなくて悲しい）**

発信　「まじになっちゃって」
**本音　（怖い）**

発信　「別に……。ハハハ」
**本音　（悔しい。図星だし）**

発信　「それは人としてどうかと思う」
**本音　（怖い。私の言うとおりにしてよ）**

発信「行きたくない」
**本音（迎えに来てほしい）**
発信「なんでわかんないの」
**本音（一緒に分かち合いたいの）**

こんな具合です。

でも、こんな投げつけるような変化球の言葉、僕だったら、受け取れません。打ち返すしかないです。こちらだってちっちゃな器の男ですから。

## 素直な気持ちと向き合う勇気を

さて、この〝スネバグ〟の正体は、
「どうせ、わかってもらえない」
「どうせ、伝わらない」

というすねる気持ちです。

このすねる気持ちは、素直な気持ちを「すねた言葉」に誤変換してしまうやっかいものなんですね。

本当の気持ちは、「わかってほしい。わかってもらえなくて悲しい」。なのに、出てくる言葉は、まったく逆の相手を責める言葉ばかり。

本当は謝りたいのに、出てくるのは、「なんでそんなことしたんだよ‼」という言葉。

本当は、「わたし、悲しかった」。なのに、発信は、「もっと親らしくしろよ‼」。

本当は、「ただ、聞いてほしかった」。でも、発信は、「どうせわたしのことなんかどうでもいいと思っているんでしょ‼」。

本当は、「仲良くしたい」。発信は、「なんでうちだけこんな家族なんだよ‼」

こんなふうに、すねたままでは、伝わる気持ちも伝わりません。

必要なのは、**「素直になる勇気」**です。

「素直になる勇気」を持つと、自分の「本音」に、うすうす気づいていきます。

これは、長年隠してきた、長年認めたくなかった本音です。

そんなものに気づいて正直に言ってしまったら、負け。そう思っていた本音です。

「絶対、負けたくない。絶対、損したくない。絶対、弱みを見せたくない」

そんなふうに強がって、イキがって、頑張って、頑張って、男にナメられないように、女にナメられないように、意地張って、生きてきたのです。


素直になるっていうのは、そんな自分が白旗を上げること。

そんな自分が和議を申し込むこと。

そんな「大損」をすることです。

## なくなったら、入ってくるものがある

その後生大事に守ってきた「メンツ」を捨ててスペースができると、入ってくるものがあります。

その「すね」が入っていた場所に、お金も、豊かさも、愛情も、入ってくるのです。
そして、人生の楽しさも、どさっと入ってくるんです。
だから、

さあ、負けよう。
さあ、損しよう。

負けないようにしてる時点で、もう負けてるんだから。
損したくないと言っていることで、一番「人生の豊かさ」を損しているんだから。

もう、気づいているんでしょう?

6

# 「悪いのはあなた」と言われている気がしたら……

## あなたが原因。でも、あなたは悪くない

子どもの頃にイヤな体験をしたり、
親や先生から認めてもらえなかったり、
ひどいことをされたり、
そんな思い出すのもつらいでき事は、
**「それ、全部、自分の中に原因があるんです」**
と、色んな本に書いてきました。
そうしたら、一部の人たちからは、「イヤになった」「余計に苦しくなった」「読まなければよかった」なんていう声もいただきました。

でも、落ち着いて聞いてください。

僕はあなたが悪いとは言っていません。

「自分の中に原因がある」

ということと、

「自分が悪い」

ということは、違うんです。

「あなたの中に原因があるんです」というと、「あなたが悪いんです」と言われている「気がする」人がいます。

そう、「気がする」だけなんです。

僕は、そうは言っていません。

気がする、ということは、**無意識のうちに「自分が悪いんだ」と思いながら生きてきた**、ということです。

人になにかされてイヤな思いをしただけなのに、「した人」が悪いのに、「自分が悪いと思ってしまった」んです。

だから、「自分の中に原因がある」と言われると、「そう言われると苦しい」気持ちになるのです。

## 頑張ってるのにひどい目にあうのは、なぜ？

「じゃあ、いじめや虐待も自分の中に原因があるって言うんですか」

なんてヒステリックに言われることがあります。

僕は、それでも「そうだよ」と言います。

自分が悪いわけじゃない。自分の中に「原因」があるだけだ、ということです。

そう言うと、

「やっぱり、わたしが悪いんですね」

と言われたりします。

「相手が悪いのに、わたしが悪いっていうんですか。いじめられてる人が悪いって言うんですか」

と詰め寄られたりします。でも、そんなこと言ってません。

何度も言いますが、自分の中に「原因」がある、という、ただ、それだけのことです。

「悪い」わけじゃない。これはきっちり分けて理解してください。

じゃ、その「原因」とはなにか。

・自分は悪くないのに、ひどいことをされるという「思い」

・自分は、ひどい目にあう存在だという「思い」

これが原因です。

「だから、人の言うことを聞かないといけない」

「だから、人に尽くさないといけない」

「だから、わがままを言ってはいけない」

「だから、役に立たないといけない」

「だから、目立ってはいけない」

という思考になるのです。

そうやって、頑張ってる「のに」またひどい目にあう。

でも、違うんです。

そうやって**頑張ってる「から」ひどい目にあう**のです。

そして、その「ひどいこと」をする人も、ひどいことをされる人と、**まったく同じ傷が心の中にある**ってことも知っておくといいですね。

だから、お互いが鏡となってその傷を知ろうとしているのです。

## もっと素敵になるための「生きていくバネ」

小さな頃にあう「被害」は、その人は何も悪くないことがほとんどです。

でも、それが「原因」を作るんです。

なんで、こんな仕組みになっているのか、なんでわざわざそんなひどい目にあわないといけないのか、不思議ですね。

誤解を恐れずに書きましょう。

**自分が、あの人に、ひどいことを「させた」のです。**

なぜか。

それは、

「それを、乗り越えたいから」です。

「それを、やり直したいから」です。

「愛されなかった」「ひどいことされた」という体験をさせてもらって、まずは自分の中に「愛されない人間」「ひどいことをされる人間」という「初期設定」を行うのです。


それが「生きていくバネ」になるのです。

それが「生きていくパワー」「成長のエネルギー」になるのです。

「嫌われたくなくて」、
「好かれたくて」、
「役に立ちたくて」、
そうやって必死に頑張ったおかげで、
「いい性格になったり」、
「人にやさしくなれたり」、
「我慢強くなれたり」、

「知恵もついたり」、

そうやって人は、成長していくのです。

## いらなくなった「バネ」の捨て方

そして、もう、この本に出会った方は、その「バネ」の外しどきなんです。

かつてのあなたが大気圏を突き抜けて宇宙に出るには、巨大なロケットが必要でした。

それには、ロケット噴射のような、ものすごいエネルギーが必要だったのです。

でも、もう、あなたは、実は大気圏を突き抜けているんです。

大気圏を出ているのにロケットを積んだままだから、コントロールがきかないんです。もう、役割を果たしてしまった重いだけのロケット、つまり、

・自分はダメだという劣等感

・言うとおりになんかするもんかという反発心

・見返してやるという反骨心
・認めてほしいという欲求
・何かを達成したいという焦燥感

こんな重荷は、もういらないんです。

あなたは、もう、十分頑張りました。

バネを外しても大丈夫です。

もう、そんなものがなくても、あなたは自由に遊泳できるのです。

もう頑張らなくても落ちないのです。

つまり、バネを捨てるというのは、こういうことです。

頑張らないって、こういうことです。

流れに身を任せて、

「好きなこと」

「本当はやりたかったこと」

「やっぱり、やりたいこと」

こういったことに、向かっていけばいいのです。
十分鍛えられたのですから、自主トレはもういらないのです。
でも、ときどきは勉強すればいいんです。
楽しみながら、ね。

# 2章

## 恋人・夫・パートナー……「大切な人」とうまくいかない

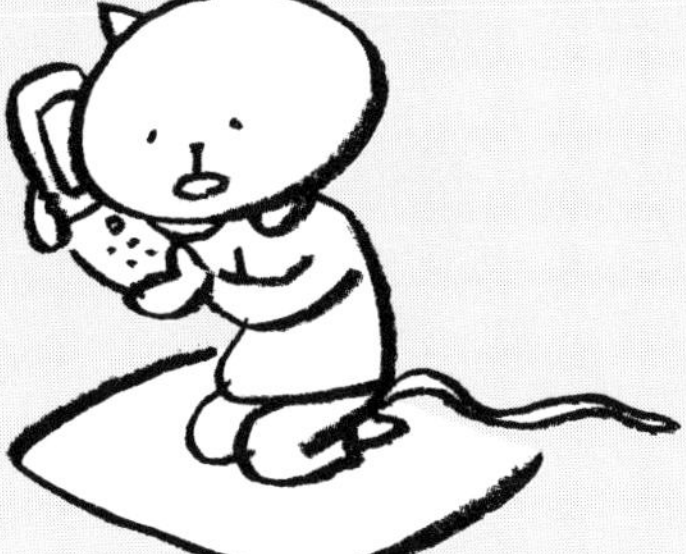

# 1 「彼（夫）が大事にしてくれない」のは、なぜ？

## 彼があなたを大事にしない理由

「つき合い始めたときはやさしかったのに、彼が最近大事にしてくれないんです」

「いつまでも恋人同士のような夫婦でいたかったのに、子どもを産んだら夫との関係が変わってしまって……」

こんなこともよく相談されます。

彼女たちが訴えるのは、

「夫（彼）に無視されてる」

「存在を認められていない」

ということです。

「自分は大事にされない」と思っているのです。

だから「大事にしてよ」と求めているのです。

もし、あなたも「夫（彼）が大事にしてくれない」と思っているなら、ちょっと考えてみましょう。

あなたは、夫（彼）が大切にしたいものを大切にしているでしょうか？

そういう人たちに、僕は、「大切にするものを間違っています」と伝えています。

よく見てみると、**彼女たち自身が、夫の大切にしたいものを大切にしていない**ことがほとんどだからです。というより、そもそも夫の大切にしているものを知りません。

だから、妻たちが大切にしたいものを大切にしてもらえないのです。

そして、大事にしてくれない夫（彼）のことを拒絶してしまう。

「きっと、わたしのこと、愛していないはずだ」という「はず」の理由だけで拒絶するのです。

すると、拒絶された夫は「攻撃された」「拒否された」「否定された」と感じます。

悪循環ですね。

## 彼に甘えられますか？

彼女たちに共通することが、ほかにもあります。

それは、

「彼に甘えられない」

ということです。

あなたは、彼（夫）に甘えられますか？

「わたしは、甘えてもいい」

「わたしは、甘えても、受け入れられる」

「わたしは、甘えても、許される、愛される」

そんな言葉を言ってみてください。

かなり言いにくいはずです。

それは、
甘えられないのは、自分は受け入れられない存在だと思っているからなのです。
自分は、愛されない存在。
自分は、大切にされない存在。
自分は、二番目、三番目。
知らないうちにそんなふうに思っている自分がいませんか？
もし、そうだとしたら、それに気づいたことで、まず一歩前進です。
そして、口に出して言ってみてください。

**「わたしは、甘えても、受け入れられて、許されて、愛される」**

## 2 「女として見てもらえない…」と失望する前に

### 過去に置き去りにしてきた「想い」にスポットをあてる

僕は、セミナーなどで悩みを聞き、その人に言ってみてほしい言葉を投げかけることで、そのお悩みをクリアーにしていくということをやっています。

あるときのお悩みは、

「結婚したのに友達みたいな私たち夫婦。手をつないだり、もっとイチャイチャしたいのに、夫が拒絶反応する」

というものでした。

要は女として見てほしいのに見られない。夫から女の子扱いされない。

これは、実は、「夫が」ではなく、

「自分が」自分のことを女の子扱いしていない、
ということなんです。

気がつかないうちに、自分が、自分のことを、

「女の子扱いされない人間なんだ」

「自分は女の子でいてはいけないんだ」

と感じる記憶があったはずなのです。

そう思って、その相談者に聞いてみたところ、案の定……。

そのときのフラッシュバックはすごかったです。

子どもの頃からいつも兄のお古を着せられて、男の子とばかり遊ばされていました。

彼女は涙ぐみながら、そう告白しました。一瞬にして封印していた記憶の扉が開いたのには、さすがの僕も驚きました。

実は、ご主人は、女の子扱いしてくれようとしていました。

女性らしい服を見つけたときなど、

「こんな服を着たら？」

「スカートが似合うのに」

と勧めてくれたり、きれいでかわいい女の子らしいものを身につけるよう提案してくれたりしたそうです。

でも、彼女は、それを受けつけられない。

それは、「自分は女としては認められない」と思っているからです。

## 言えなかったことが言えると、心は溶けてゆく

僕は彼女に「ある言葉」を、「今ここで言ってみて」といったところ、彼女は唇を震わせて号泣してしまいました。

それは、

「わたし、女の子だよ」

という言葉。

少女時代に強がって平気なフリをして、彼女が置き去りにしてきたもの、我慢してきたものに、スポットがあたった瞬間でした。

「わたし、かわいい女の子だよ」

「もっと大事にして」

「女」ではなく「女の子」です。

彼女の中にいる、小さな少女がずっと泣いていたのです。

実際に、この相談者は、それまでスカートをはくこともなく、男まさりな言動をしていました。


もちろん、この言葉が言えたからといって、長年のトラウマが一気に消えるわけではありません。

でも、「言えなかったことが言える」ことで、心はゆるんで溶けていきます。

この瞬間は、ものすごい違和感です。

今まで「だめだ」と言われ続けていたものが、「いいよ」と言われても、なかなか動き出せません。

それでも、言い続けること、自分を認め続けること、許し続けること。

それが大事です。

「わたし、女の子だよ」

「わたしは、女の子でもいい」

そんな言葉を言い続けながら、「女の子」を取り戻していってほしいと思いました。

みなさんも、頑張ってくださいね！

# 3 「夫がなにもしてくれない」という女性の深層心理は…

## ダメ男は、こうして作られる

「家事のできる男の人って素敵ですよね。うちのダンナにも見習ってほしい」

「イクメンなんて、うちの夫には絶対無理」

「夫は料理はもちろん、家のことはまったく知らなくて。私に何かあったら生きていけるか心配です」

そんなふうに嘆く女性もよく見かけます。

僕は、こういう女性のことを「ダメンズ・メーカー」と呼んでいます。

以前「だめんず・うぉ～か～」という言葉（マンガ）がはやりました。

ダメ男（ダメンズ）ばかりを渡り歩く（ウォーカー）女のことをいっているみたい

なのですが、実はこれ、渡り歩くというよりも「作る」と考えた方がわかりやすいのです。

だから、ダメンズ「うぉーかー」ではなく、ダメンズ「メーカー（製造機）」。

これはどういうことかというと、「ダメンズ」、つまりダメな男を「作り出す女」です。

女、と書きましたが、これは男でもありえます。また、仕事場でも家庭内でも同じように起こります。

ダメンズ・メーカーの特徴は、

・自分が役に立ちたい女（男）
・自分が役に立つ女だと思いたい女（男）
・自分のことをしっかり者と思いたい女（男）

ということです。

しっかり者、しっかりしたい人の周りには、しっかりできない人が集まる、ともいえますが、自然に集まっているようでいて、実は、**しっかりしたい人が、しっかりできない人、つまりダメンズを、作り出している**のです。

有能な上司は、ダメ部下を作り出し、

有能な部下は、ダメ上司を作り出す。

有能な親は、できない子どもを作り出し、

しっかりものの夫は、ダメな妻を作り出す。

ということです。

## 彼や夫をダメにしたくなる深層心理って？

冷静に考えるとわかるのですが、自分の周りが素晴らしい男ばかりだと、その女は、「役に立つチャンス」がないのです。

だってできるやつばかりですから。

だから、「自分が役に立つ女」になるためには「ダメンズ」が「必要」になるわけです。

だから、本当はダメな男をダメにしてしまう、というより、ダメな方が都合がいいわけです。

そんなダメな男がいいのかというとそうではなくて、もともとは「できる男」「素敵な男」に引かれるわけです。

それは、心の底では「甘えたい気持ち」があるから。

そういう男性に引かれてしまう本音はごまかせない。

でも、その「甘えたい気持ち」を押さえて、「甘えさせる」ことで役に立とうとするわけです。

しかも「そもそもできる男」が甘えてくることが至福の喜びになるわけです。

で、その「素敵な男」や「できる男」にも、

当然ですが「できる面」と「できない面」があるわけです。

で、ダメンズ・メーカーは、その

**「できない面」を引き出すのが絶妙にうまい。**

だから、どんないい男も、どんどんダメンズに変身させられていきます。

どんどん、「もう、ダメねー」なんて言いながら、世話をする喜びに身を浸すわけ

## ダメ男は、こうして作られていた！

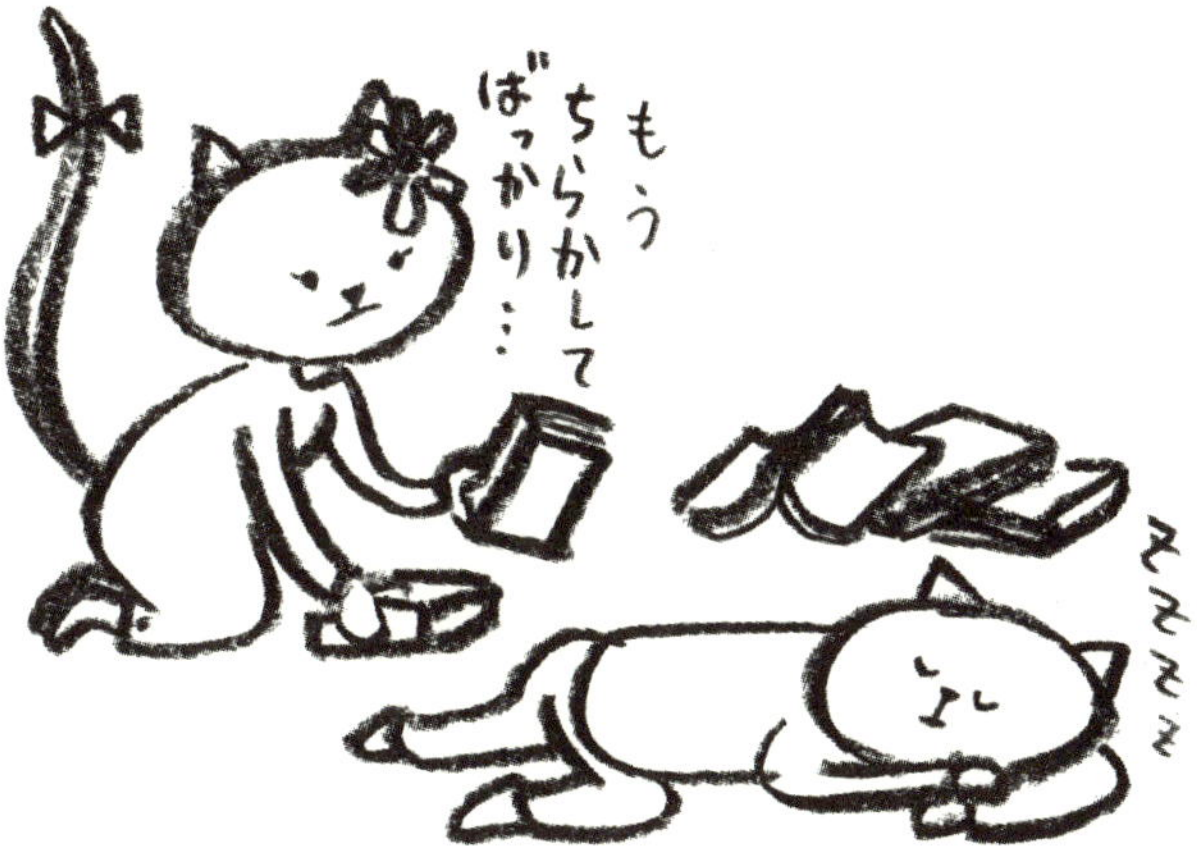
もう ちらかして ばっかり…

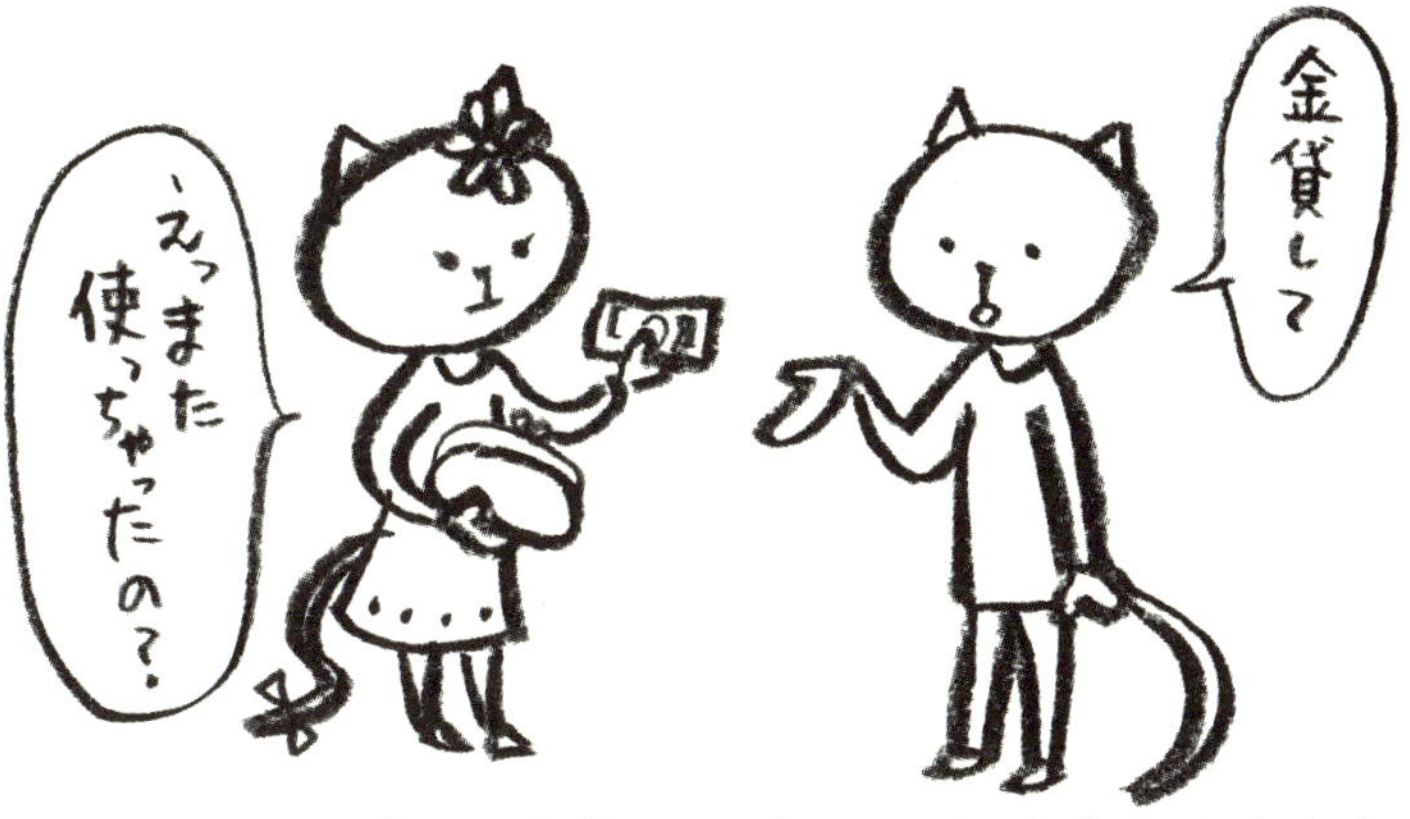
金貸して
えっまた使っちゃったの？

「私がいないとダメな人」と思いたいのは、あなたの方かも……

です。

ところが、
ダメンズ・メーカーの女は、

「役に立つことで自分の存在価値を確かめる」ので、「そのままの自分ではダメ」と
思っているわけです。

「そのままの自分」

「ダメな自分」

「甘える自分」

を抑圧して抑えつけているわけです。

つまり、

「本当はダメ」

「本当は甘えん坊」

なのは「自分」わけです。

それを抑圧して、我慢して、
しっかりものの女

できる女
として生きているのです。

## 「甘えさせて欲しい」気持ちの裏返し

しっかりものの女性が自分に言いきかせていること、それは、

「甘えてはいけない（そうでないと愛されない）」

「ダメではいけない（そうでないと愛されない）」

ということ。これは、子どもの頃の経験からきていることがよくあります。

その結果、自分が「甘え」と「ダメ」を抑圧しつつ、「いい男」の「ダメ部分」「甘え部分」を満たすことで、「役立つ女」をやる。

ところが、そうなると今度は、自分が「抑圧」している部分が暴れ出すわけです。

「わたしも甘えたい‼」

「わたしも、ダメでもいいって言ってほしい‼」

でも、言えない。

だって「言ってはいけなかった」から。

だって「言えなかった」から。

子どものころから。


その抑圧、つまり我慢しているところを「ダメンズ」が目の前で見せてくれるから、もう腹が立って仕方がない。

イライラしてくる。

「しっかりしなさいよ（わたしがなんとかしてあげなきゃ）」

「もっと頑張りなさいよ（これだけやってあげてるのに）」

と、イライラする。

これは「ずるいっ」と怒っているのと同じです。

そして、

「そのままだと怒られるよ」

「そんなことしたら嫌われるよ」

と、いう、子どもの頃に体験した恐怖が発動してくるのです。

私が太るから（怖いから）ケーキ我慢してるのに、なんで目の前で食べるの、ずるい！　と怒っているのと同じです。

わたしも甘えたいのに
わたしもダメでも許してほしいのに
でも、我慢してるのに‼

あんただけずるい‼

と切れて別れて、また次の「獲物」を探しに行くのです。

そう、素直な欲求にしたがって、

「甘えさせてくれる人」

「自分のダメを許してくれる人」

を探しに行く。

でも、結局怖くて甘えられず、ダメを見せられず、いつもの「役に立つ」ことで自分の存在価値を保とうとしてしまう、という繰り返しが「ダメンズ・メーカー」の作業です。

このパターンを繰り返しているのが「だめんず・うぉーかー」ということになるのです。

いかがでしょうか。

つまり、相手に、

「しっかりしなさいよ」

「もっと頑張りなさいよ」

と言うのは、実は、「本当の自分」に向かって怒っているのです。

わたしは、

「ダメじゃないように」

「甘えないように」

「役立つように」

頑張ってきたんだから、あなたも甘えてないでしっかりやりなさいよ‼

と、昔の自分と戦っているのです。

## わたし、「ダメンズ・メーカー」かも、と思ったら……

これは、実は恋愛や結婚だけでなく、ビジネスや、人が集まる場ですぐに発動します。

今回は「女」ということで説明しましたが、これは男女関係なく、「メーカー」はいっぱいいるということです。

特に、

「自分の周りはダメなやつばかりだ」

「なんであいつはできないんだ」

「うちの旦那は……」

「うちの子は……」

「うちの部下は……」

「うちの上司は……」

と、いつもぼやいてる人は、「ダメンズ」を「メーク（製造）」しているのです。

そう、会社員時代の僕はきっちりこの形でした。

昔の自分を許していなかったんです。


**「本当は甘えたかった」**

**「本当は『ダメでもいいよ』と認めて欲しかった」**


そんな昔の自分と仲直りできたとき、自分の周りから、ダメ人間が消えていき、自分も、ダメ人間を「お世話」しなくて済むようになるのです。

だから、あなたの近くの「ダメ人間」は、昔のあなたを救いに来てくれた師匠であり、救世主なんですね。

同時に、成仏していない、昔の小さい頃のあなたが、

「わたしのこと、許して」

「認めて」

と化けて出てきた、ともいえるのです。

4

# 「結婚したいって思えない」というあなたへ

## 美人で知的な女性が気づいていない「あきらめ」とは

「結婚したいって、全然思わないんです。家族も子どもも欲しいと思いません。でも周りからいろいろ言われるんです」

そんな悩みを口にした彼女は、クールで知的なアラフォー美人、とても素敵な方でした。

でも、なんとも言えない「壁」や「憂い」を感じました。

昔の僕も同じだったからよくわかります。

家族との距離感が遠かった人というのは、人と仲良くなることに対する「慣れ」がないので、どうしても現実の人との距離を取ってしまうのです。

そして、そこに「結婚」つまり「男性」がからんできたら、特に「父親に原因がある」というのは容易に想像がつきます。

こういった場合、「家庭」「結婚」が「冷たいもの」として認識されているケースがとても多い。だから、そんなものを自分で作ろうとは思わないことが多いのです。家族も子どももいらないというのもうなずけます。

**こういう人は、婚外関係、つまり不倫などに走りやすいともいえます。**

実際に、不倫をするかどうかはともかく、精神状態的には、結婚よりも不倫をする方が、まだいいのです。

異性や他人への温かさを求めていて、得られる、

でも家庭は求めない、

そういう意味では、不倫は最適の関係だったりするのです。

そうはいっても、結局は「家族の温かさ」を切望しています。

でも、同時に、

「わたしには得られない」

という絶望・あきらめも持ってしまっているのです。

## 「仕事が面白いから」は、本当の理由じゃない

もしあなたが、結婚したいと思えなくて、そのことに悩んでいるのだとしたら、育ってきた家庭を振り返ってみてください。

そして、両親、特に異性の親との関係を思い出してみてください。

そして、

「お父さん大好き」そして「お父さん大キライ」

そう言ってみてください。

どうでしょう、言えるでしょうか。

言ったとき、どんな感じがしたでしょうか。

自分の中にあるけれど気づいていなかった「違和感」を感じたでしょうか。

「尊敬している」「大切」という感情と、

「大好き」という感情と、

「大キライ」という感情。

「結婚したいと思えない」

「家族が欲しいと思えない」

こうした思いがある人は、心の深いところで欠けているものがあります。

それが「大好き」という感情です。欠けているというか埋めてしまった。

「大好き」という「小さな子ども」が求める愛情が、空っぽなのです。

そして、その「家族」「結婚」に向かい合わずに済む理由が「仕事」です。

「忙しいから、朝早いから、ムリ」

「夜遅くて、不規則な生活だから、誰かと一緒に暮らすなんてとてもできない」

「仕事が楽しいから、いまはいい」

と、自分をその環境に持っていき、自己説得に入ってしまいます。

あるいは、自由奔放に男性との関係を楽しんでいて、

「素敵な恋もして充実してる。楽しければ結婚しなくてもイイ」

という場合も同じです。

たった一人の男性との関係を築けないのは、実は逆にこの「家族のぬくもり」を切望しているから。

自分のことを「求めてくれる人」「受け入れてくれる人」に対してものすごいうれしさを感じるのです。

認められること「求められること」がたまらなくうれしい。

そして、いまはそれが叶っていて実感できるからうれしくて仕方がない。

でも「本当に求めているもの」は、

家族の「父親の」愛情で、

それはもらえないとあきらめている、もの。

だから、こういうケースは、相手が振り向いたら冷めてしまうことが多いのが特徴です。

だから、長続きがしないのですね。

**「一人の男性が、自分のことを愛し続けてくれるということが信じられない」**

こういう人の場合も、お父さんとの関係からきています。

では、どうすればいいのかというと、

家庭とは冷たいものではない、

家族とは温かいものなのだ、
という新しい価値観をインストールしていく必要があります。

## 自分の中の「小さな女の子」を愛してあげる

「わたしは、もう愛されてもいい」

「わたしは、もう人からやさしくされてもいい」

「わたしは、温かい家庭を作ってもいい」

そんな自分に対する許可から、始めていくといいのかもしれません。

そのためにもまず
「実は、自分は愛されたかったんだ」

「実は、温かい家庭が欲しかったんだ」

「実は、さびしかったんだ」

ということをも、きちんと認識していかないと、自分のさびしさにふたをして、抑え込んだままになります。

すると、自分の周りに「さびしい人」、つまり、自分と同じ心の古傷を抱えた人がいっぱい集まってくるのです。

だから、

**「ああ、さびしいなぁー」**

って声に出して、自分の心に気づいてあげられるようになるといい。

「愛してもらえなかった」小さな自分、

自分のなかにいる小さな女の子が

「さびしい」って泣いている。

その子をちゃんと抱きしめてあげることから始められるといいですね。

そこから、すべてが変わり始めるのです。

## 5 マザコン男・浮気症の男に苦しんでいるなら…

### 僕のカウンセリングがよく効く秘密

例えば、反抗期がなかったら、その分、人は人生をかけてずっとすねていたりします。そして、イヤミなことしか言えなくなります。

例えば、誰かに認められなかったら、人生をかけて、外に認めてもらいに行きます。これが浮気症です。

でも、こうやって、あの人はどうだとか、他人のことを語っても、しようがないのです。

それよりも、**「それで困っている人」**に**焦点を当てる**のが僕のカウンセリングです。

例外もたくさんあるけれど、簡単に書きます。

これが僕のカウンセリングの際の「謎解きのパターン」です。

浮気症の男（女）に悩んでいる人は、自分を認めてほしい人です。

マザコンに悩んでいる女性は、自分で物事を決められない人です。もしくは「しっかり」を強要させられてきた人（本当は甘えたい人）です。

子どもの反抗期で悩んでいる人は、自分が反抗してこなかった人です。できなかった人です。本当は反抗したかった人です。

子どもを置いて働きに出て罪悪感を感じる人は、自分が親に「さびしい」と言えなかった人です。

例外はいっぱいあります。

それでも、このパターンに当てはめると、多くの答えが出ます。

だから、

「反抗期の子どもをなんとかしよう」

「浮気症の相手をなんとかしよう」

「マザコン男をなんとかしよう」

「さびしい子どもをなんとかしよう」

こうした、「こういう相手に、どういう対応をすればいいか」、というものは全部、「おかどちがい」ということです。

## 悩んでいるのは誰か、がカギ

大事なのは、
自分がなぜ、それを体験しているのか。
自分がなぜ、それを見ているのか。
全部、
自分
自分
自分
に焦点を当てることが必要です。
自分が、どう感じるのか。
自分が、なにを思い出しているのか。

自分が、なにに反応するのか。
そこに焦点を当てることで、
**「あれは、自分の姿なんだ」**
**「あれは、自分の心の叫びなんだ」**
と、初めて、「本当の自分」を知ることができるのです。
僕はカウンセリングをしていて、「なんでそんなにわかるんですか」とよく言われますが、僕に透視力や霊能力があるわけではありません。
でも、「その人」が語る、
周りの人のセリフ
周りの人の言動
周りの人の環境
これらをよく聞いて組み合わせていけば、その人の心の中が「予想」できます。
あとは、その「予想」を確信に変えていくのが、
「言ってみて」
という作業です。

それで、言ってみて当たらなければ、ほかの可能性を考えればいいんです。
それをこの本を読んでいる人も当てはめてほしいのです。

## 「あなたの悩みのタネ」があなたを救ってくれる

自分の周りの人のセリフ
自分の周りの人の言動
自分の周りの環境
ここから、自分の心の中を知る。たった、それだけです。
「あれは、自分」
僕のカウンセリングには、その基本があるだけなのです。

# 6 幸せをつかむための、たったひとつの選択

## この「大前提」で、物事はうまく回りはじめる

僕自身がいろいろ悩んだりしながら、仕事でも生活でも、いろいろな人の話を聞いて、いろいろとやってきて思うのは、ほんと、大切なことは、たったひとつだな、ということです。

それは、お金や環境やそんなものとはまったく無縁の「心の豊かさ」。

逆に言えば、

心が豊かになるほどに、

お金や環境がどんどん豊かになり、

お金や環境がどんどん豊かになると、

心もさらに豊かになり、
さらに、お金や環境に左右されなくなる、
そんなループがある、ということでしょうか。
この「心の豊かさ」を手に入れるための選択、
言いかえると、
「人生に幸せを感じるかどうかの、たったひとつの選択」
それは、

**自分が「愛される」という前提で生きるか**
**自分は「愛されない」という前提で生きるか**

それだけです。
たったそれだけで、同じ場所にいても、世界はまったく逆なんだろうな、と思います。
まさに、天国と地獄。同じ場所にいても、天国を味わっている人と地獄を味わっている人がいるということです。
同じ世界なのに、世界が2つある。
自分が「愛される」という前提で生きる人は、
例えひどい仕打ちを受けても、嫌われても、「愛されている」という前提がある限り、つらさも受け止められる。
だから、いつも幸せを「感じられる」。
人と、分かち合える。
人に、やさしくできる。
逆に、
自分は「愛されない」という前提で生きている人は、
どんなに頑張って成功しても、認められても、パートナーや子どもにやさしくされても、
信じられない。
受け止められない。
もっともっとと求めてしまう。

この、差です。

そして、ここにあるのは「考え方」の違いだけ。

全員が「愛される存在」なのに、「愛されない存在」と「思ってしまっている」人がいっぱいいる、というだけの話なのです。

## 一瞬で世界が変わる、たったひとつの「疑い方」

なぜ、そんな考え方になってしまったかというと、それは、子どもの頃に、そういう「体験」を「たまたま」してしまったから。
たったそれ「だけ」の理由なんです。
自分は、悪くないのに、その「体験」をしてしまった。
それで、自分への評価を間違えちゃった。
そういう「初期設定」を間違えちゃったから、
1＋1＝3
こう思っちゃったから、そのあとの計算がいくらやってもうまくいかなかった。

違うって言われた。

それだけのことです。

だから「考え方」さえ、変えることができたら、その瞬間に世界は変わるのです。

「大前提」を変えればいいのです。

「大前提」が、勘違いして間違っているから、いじけて、すねて、あきらめて、ひねくれて、現実を「感情」でゆがめて、ありのままに受け止められなかった。それだけです。

だって、「事実」は違うんだもの。

「事実」は、愛されているんだもの。

あとは、考え方だけなんです。

でも「考え方」は変えられない、といわれます。

僕も、ずっと「地獄」の大前提で生きてたから、よーくわかる。

いや、ほんとにしんどかった。

もがいてももがいても、光が見えなかった。

追いかけられる夢を何度も見た。

砂をかむ思いを何度もした。
悔しくて眠れない夜があった。
今でも、地獄に引き戻されたり、片足突っ込んでたりします。
それでも、
**「自分は愛される存在なんだ」と「思ってみる」こと。**
ええ、「思えなくても思ってみる」んです。
こんなこと言われたり、あんな扱いを受けることもあるけど、それでも「基本」、
自分は愛され、認められている存在なのではないかと「疑ってみる」こと。
僕は、そこから始めたのです。
だまされたと思って、信じてみてね。
信じた人だけ、救われます（笑）。

# 3章

## 親・兄妹・子ども……「家族」とうまくいかない

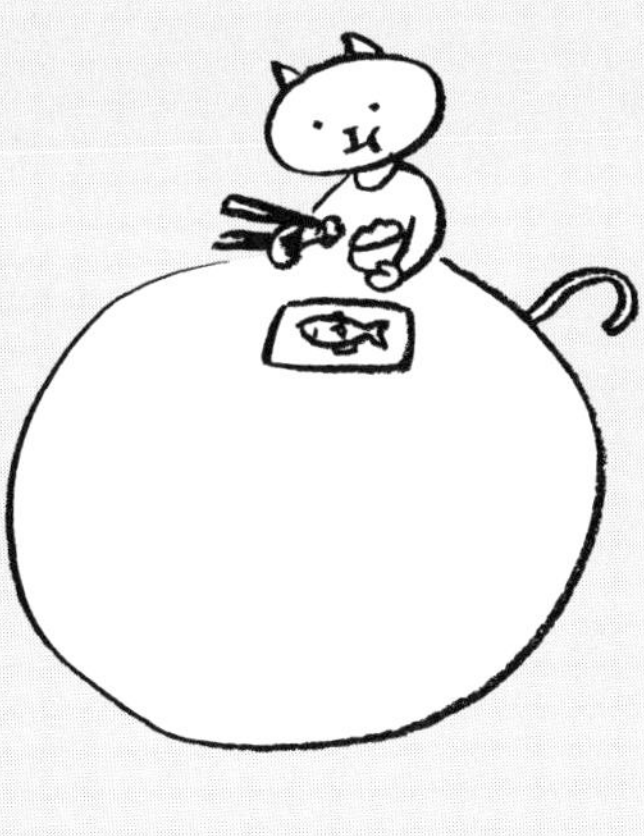

# 1 「家族なのにわかってくれない」と嘆きたくなったら…

## 家族ゲンカの根っこにあるもの

■小話　その1

女）わたしのこと、愛してるなら、◯◯してよっ！

男）俺のこと愛してるなら、それを求めないでくれよ。

■小話　その2

女）なんでわかってくれないの⁉

男）なんで俺がそれをわからないっていうことを、わかってくれないんだ。

## ■小話　その3

女）なんでそのぐらいのことで怒るのよ。

男）なんでそのぐらいのことで怒るのよって、そのぐらいのことで怒るの。

男女のケンカに限らず、言い争いの場では、このようなことがよくあります。

似た者同士が、同じ傷を突っつきあってケンカしているんですね。

第三者から見ると、ええ、ただのバカです。

ええ、うちの家の中でも、男女を入れ替えてよく起こります。

ケンカのときに、一番の根っこになるのが、

「○○してもらえない」という思いです。

もらえない、という恐怖、悲しみ。

「ひどいことされた、言われた」というのも、

「やさしくしてもらえない」

「大事にしてもらえない」

が根っこにあります。

この「もらえない妖怪」は、

「くれ〜くれ〜。しろ〜しろ〜」

と、もらえるまで追い回します。

ちょっともらうと、

「もっとくれ〜。もっとくれ〜」

と、「さらに」追いかけます。

心のストーカーですね。

「くれくれ星人」「くれない族」でもあります。

## グレちゃった心に気づいていますか？

では、いつから「くれない族」に入ってしまったのでしょうか。

そもそも、親子間で、子どもはこう思います。

「わたしのこと好きなら、〇〇してくれるはず」

「だって□□ちゃんのお母さんは、こうしてたもん」

「してくれないってことは……わたしのこと好きじゃないんだ」

「好きじゃないってことは……わたしいらない子なんだわ」

「弟の方が……妹の方が……お姉ちゃんの方が……」

「要らない子っていうことは……」

「わたしは大好きな人から愛される価値がないんだわ……」

という具合に、勝手に思い込んでグレちゃうんですね。

すねちゃった。いじけちゃった。ひねくれちゃった。

この状態を、人間関係のおだやかな関係を騒音で踏み散らかす、
妄想族
といいます。

いろいろ出てきましたが、「くれくれ星人」「くれない族」「妄想族」、全部一緒です。

早く気づいて、足洗って、まじめに生きるんだよ。

## 2

# 「いい子」でいることに疲れていませんか?

### 人間関係がしんどくなる理由

人の役に立つのはいいことです。
でも、気をつけないと、知らないうちにハマってしまう「罠」がそこにはあります。
それは、
「人の喜ぶ顔を見るのがうれしい」と言う罠です。
「喜ばれるとうれしい」という罠です。
「喜ばれるのが好き」という罠です。
僕も以前はこの罠によくハマっていました。
今も、たくさんの要望をいただきます。

「マスターコース、東京でも開催してほしい。もっとやってほしい」

「起業支援コース、早くやってほしい」

「もっと地方にも来てほしい」

「懇親会を開催してほしい」

「講演会に来てほしい」

いろんな要望をいただきます。

うん、僕もやりたい。

そして、それらの要望にお応えしていくことで、会社の業績も、顧客満足も上がっていくのは重々承知の上で、
それでも、いまは、**「あえてやらない」を選択しています。**

ほんとに申し訳ないけれど。

というのも、今までは、そうやって、

「要望されること」

「期待されること」

つまり、

「求められること」

がうれしくて、やっていることも多かったと思います。

それは、この仕事だけではなく、前職でも、学生時代のアルバイトでも同じ。

これが「罠」だったんです。

「期待に応えよう」と頑張るから、しんどいんだなあ、と、いつしか気づいたのです。

## 「役に立つ快感」より、「したいことをする楽しさ」を

「したいことをしてるのが楽しい」のではなく、

「期待に応えられたことがうれしい」というのは、気持ちが常に外に向いています。

つまり、常に他人の評価に気持ちが向いていて、気がつけば内側がからっぽになって、さらに、期待に応えられなかったときに落ち込んでしまう……。

そんなループにはまってしまうのです。

で、それがイヤだから、さらに頑張る、頑張り続ける……。

自分の時間を犠牲にしてでも。

自分の家庭を犠牲にしてでも。

そうまでして頑張ってしまうのです。

「認められる」「喜ばれる」という麻薬で、空っぽの自分を満たして、でも、すぐになくなって、また満たしに行くという罠。

そして、最後は、

「こんなに頑張ってるのに……」

と、逆に相手を恨むことになる。

僕も、特に会社員時代は、そんなループにガッツリはまっていました。

今でも、ふと気がつくと、そっちのループにはまりそうになります。

喜ばれるとうれしいから、喜んでくれる人がいるから、と、採算度外視、時間度外視で頑張ってしまう人もいます。

そんなループを抜けて、

「喜ばれるとうれしい」よりも、「喜ばれなくてもやってて楽しい」となれるといい。

ひとりよがりでもいい。

そうすると、評価も気にならなくなる（もちろん、喜ばれる方がうれしいけどね）。

損しても、気にならなかったりする。

面白いことに、そうすると逆に喜ばれたりします。

喜ばれること度外視で好きなことやっていて、「結果」喜ばれたら最高ですよね。

## 親の愛から卒業する

「期待に応える罠」って、やっぱり、自分が何かをしたときに親が喜んでくれた、という、あの麻薬のような喜びを求め続けているのかもしれませんね。

「喜ばれる喜び」「愛されている喜び」「愛されていることを感じられる喜び」です。

その執着を離れて、自分が一番いいコンディションで、一番いいクオリティを提供できる、そんな状態をこれからは保ち続けたいので、皆さんからのオファーやリクエストをたくさんお断りしてしまいます。

すでにたくさんのオファーをお断りしました。

いや、ほんますいませんですわ。

それでも、今日は3つも受けてしまっています。

これ以上は無理です。
あ、遊びのオファーなら、まだ受付中ですが。

## ❸ 「よい子育て」がわからない……と悩むあなたへ

### 褒めて育てるか、叱って育てるか

僕は、「子どもを褒めることでの弊害」もあるんだよ、ということをよく言います。

子どもが何かできたときに、褒めた。

素敵だなと思ったら、褒めた。

すると「褒められなくなる恐怖」に包まれたまま、大きくなってしまうという話ですね。

でもね、すべてのでき事に「例外」があるので、あまり心配しなくていいですよ。

大事なのは、「褒める」というよりも「認める」こと。

「あなたのこと認めてるよ」

というメッセージを送ることです。

つまり、「失敗して褒める」っていうのは、おかしいけれど、**「失敗するあなたも認めてるよ」と伝えること。**

ということは、失敗したときにどういう扱いをするかということです。

もっといえば「どの状態」を失敗と思うのか、が重要です。

子どもが失敗と思ってないのに「残念だったねー」なんていうと「あ、これはダメだったんだ」と思ってしまったりする。

また「うまくいった」「失敗した」もすべて「見る人の基準」ですから、もう、それはほんと、星の数ほどパターンがあるわけです。

だから、思うようにやればいいんですよ。

お母さん、お父さん、つまり親自身が、

「わたしは愛されている」

「わたしは、認められている」

「わたしは、助けられている」

という「前提」で子育てをすれば、おのずとどういう行動がしたいのかがわかってくるはずです。

そうやって行動すれば、子どもも、「自分は愛されてる」「認められている」「助けられている」と感じられるはずなのです。

**だから、「どれが正しいのか」と考えることだけはやめてください。**

「好きなように」やってみてくださいね。

怒りたければ怒って（でもぶつけない）、やさしくしたければやさしくして、聞きたくなかったら聞かず、聞きたかったら聞いてください。

それでいいのです。

## 「間違った子育てをしてしまった」と悔やむあなたへ

「……わたし、子どもをおかしく育ててしまったかもしれません」

「子どもを、甘やかして育ててしまいました」

## 「正しい子育て」じゃなくて「好きな子育て」を

怒りたければ
怒って

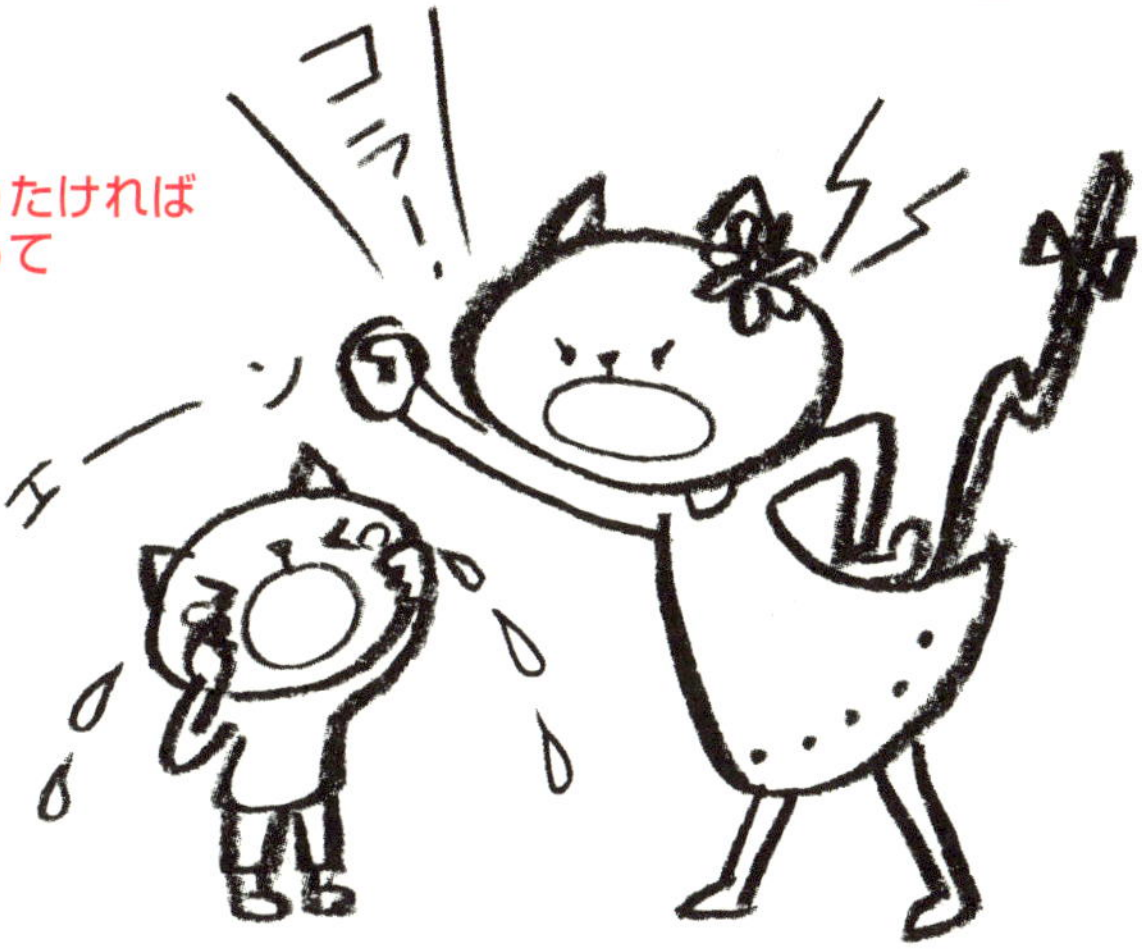


やさしくしたければ
やさしくして

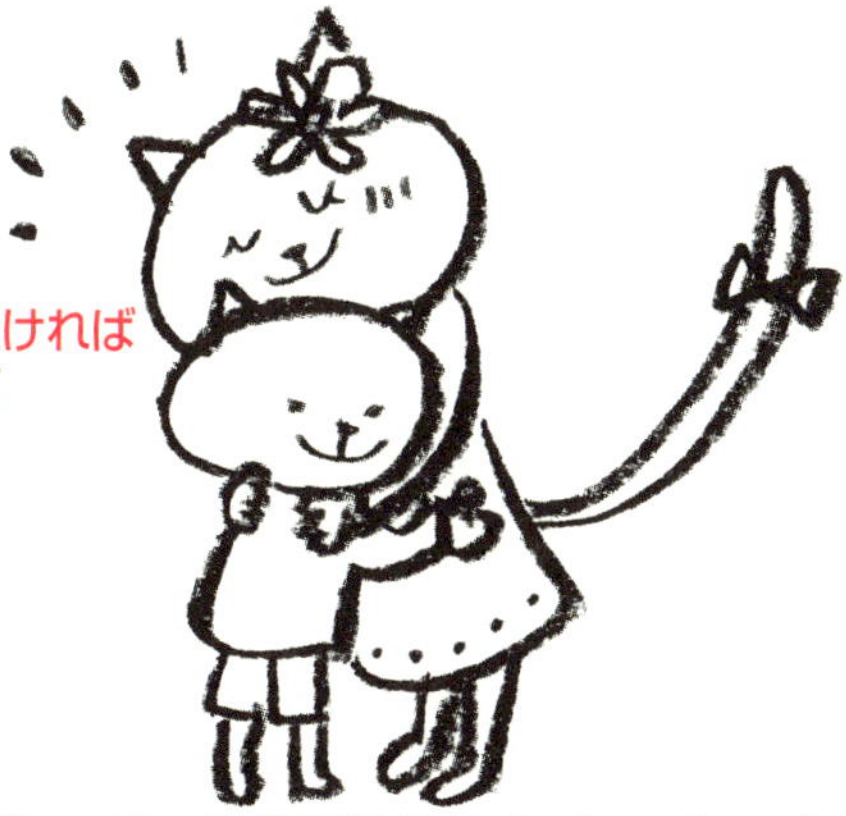

**お母さんだって、喜怒哀楽のある一人の人間だもの**

「子どもに厳しく接してしまいました」

「どうしたらいいんでしょう」

こんな相談もよく受けます。

僕がいえるのはひとつ。

**「堂々としていてください」**ということです。

「間違ったことはしていない」

「この子にとって必要な過程だった」

そう思って堂々としていてください。

だって、もう戻れませんよね。

そして、親がそのことでずっと思い悩んでいても、子どもはうれしくありません。

また、親がそのことでずっと思い悩んでいたら、「親に復讐をしてやろう」と思っている子どもがいたら、思う壺です。

子どもの言いなりになってしまいます。

どれがよい悪いではなく、いい選択もした、後悔の選択もした。

それでも、なお、**堂々と「ある」こと。**

それが大切です。

「あのときは、あの子に悪いことしちゃったな」と思いつつ、「いま」から成長してください。

いま、この瞬間から幸せになってください。

それが一番大切なことだと思います。

# 4 「困った家族」を抱える人へのアドバイス

## ダメ家族に悩むあなたへ

自立しない息子、金遣いの荒い親、ＤＶ夫、アル中の親……。
問題を抱えた家族に悩む人の話は、カウンセリングで山ほど聞きます。
あなたの周りにも、いるでしょうか。
この困った人、ダメ人間がいつも周りにいる人というのが、いるのです。
それは、家族に限りません。
ダメ上司
ダメ部下
ダメ彼氏

ダメ子ども
ダメ親
ダメ兄弟
全部同じです。
その共通点は、
「誰かを助けたい」
「誰かの役に立ちたい」
そうでないと、
**自分が存在する意味がない、**
という「大前提」を持っている人です。
大人になってから、「ダメ男」をいつもつかんでしまう……という人がいます。
お金をあげてしまったり、
暴力をさせてしまったり、
浮気されたり、
彼がギャンブルにハマっていたり、

夫がお酒にのまれていたり、
夫が仕事をまったくしなかったり、
というケースです。

その根底に流れている、本人も気づいていない心理というのが、

「お母さんを助けたい」

「お母さんの役に立ちたい」

「お母さんの夢を叶えたい」

という子どもの頃の体験からくるものであることが、とても多いようです。

この、やさしすぎる、この愛情深い思いが、ダメンズを作り出してしまう。

**もともとは、しっかりしていた人をダメ人間に仕立て上げてしまう**んですね。

そして、このダメンズの話を会社や、日常生活に当てはめると、いろんな謎が溶けていきます。

それが、

**「間違ったリーダーシップ」**

です。

## 役に立ちたい気持ちが、役立たずを作る仕組み

リーダーを任された
役職を任された
そんなとき、
この「ダメンズ・メーカー」の要素を持っている人は、スイッチが入ります。
それが
「役に立たなきゃ」スイッチです。
「役に立たなきゃ」「みんなを引っ張っていかなきゃ」というこのスイッチが入ると、なにが起こるのかというと……、
**「周りの人たちのやる気を奪う」**
という行動に出るのです。
「わたしが、なんとかしなきゃ」
「わたしが、まとめなきゃ」

「わたしが、決めなきゃ」

「わたしが、率先しないと」

「わたしが、我慢して」

「わたしが、犠牲になって」

そうして、役に立たなきゃいけない。

その根底には、

「わたしが」「守らなきゃ」「役に立たなきゃ」、そして、「喜ばせなきゃ」が、ありま
す。

つまり「役に立ちたい人」です。

そして、多くの人は、多かれ少なかれ、「人の役に立ちたい」という思いはあると
思います。

ところが、この「役に立ちたい」という思いのとても強い人がリーダーになると、

「わたしが」役に立ちたいので、周りのみんなが「役立たず」の方が都合がいい。

そして、「役に立っている」ときが至極の喜びであるから、どんどん、役に立つ行
動をする。

皮肉なことに、それが、周りの人の「役に立つ機会」を奪ってしまうのです。

役に立つ機会を奪われると、人はどんどんやる気を失っていきます。

そして、やがてダメ人間と化していくのです。

## 「役に立ちたい病」から抜け出すために……

……と、ここまで書いてきて、僕がザワザワし始めました。

はい、僕も、形は違えど「役に立ちたい」気持ちが強烈にあります。

「喜ばれたい」が強烈にあります。

それがゆえに技術もサービスもレベルが上がりました。

でも、同時に、「それがゆえに苦しい」も抱えていたのです。

そして、あることをすることで、その「役に立ちたい病」から脱出したのです。

ダメな彼、ダメな夫、ダメな家族に困っている人が、そこから抜け出すための、一番大事な最初の一歩、それは、

**「自分があの人をダメにしていたんだ！」ということに気づくこと。**

「役に立ちたい病」、「誰かを守りたい病」に、わたしがかかっていたんだ！

ということに気づくことです。

そして、このダメ人間好き、役に立ちたい病は、あなただけじゃありません。

以前「ダメンズ・バスターズ」というミーティングを開いたとき、わかったのは、
この「ダメンズ好き」という事実は、他人にはなかなか話せないということ。

人に言うと、わかってもらえなかったり、説教されたり、そんなダメンズしか捕まえられないような女だと思われるから言えないんですね。

その思いを持った女性が集まったときは、すごかった。

「わかってくれる！」

「わかる‼」

「一緒だ‼」

「言っていいんだ‼」

「初めて言った‼」

最初はこわごわ話していたのが、共感の嵐で、最後は止まらなかった。

あなたも、もし機会があったら、

「わたし、ダメンズ好きで……」

「わたし、役に立ちたい病で……」

と、カミングアウトできたらいいですね。

あくまでも、自分の問題として、ね。

# 5 大切な人を、きちんと責める&叱る方法

## すねる人、自分で自分を責める人の対処法

何か注意すると、

「どうせみんな俺が悪いんだろ」

「どうせわたしのせいなんでしょ」

と返されると、対処に困りますよね。

「そうは言ってないでしょ」

「そういうつもりじゃないけど」

と、本当は相手が悪いことでも、そんな言葉が出てきてしまうもの。

あるいは、こちらにしてみたら、ちょっとしたミスを必要以上に気にやんで、

「わたしが悪いんです」

「俺があんなことしたから……」

といつまでも言い続ける人がいます。そうすると、

「そんなことないよ」

「気にするほどのことじゃないよ」

と、言われたほうもいたたまれなくて、フォローの言葉をかけてしまうものです。

さて、ここでは、「許す」ということをお話ししましょう。

許す、の反対は　責める、です。

つまり、許されたいなら、ちゃんと責められた方がいいんです。

**また、許したいなら、ちゃんと責めた方がいいんです。**

その責め方や、責められ方が中途半端だから、いつまでも引きずるのです。

例えば、以前ある女性が失敗をやらかした。僕から見ればとるに足らない失敗でしたが、彼女は泣くほどの痛みを感じていたようです。

そんなとき、彼女の周りの人は、

「そんなことないよ～」

「大丈夫だよ～」

「あなたは悪くないよ～」

と言いました。でも、本人は、

「わたしが悪いんです～」

と自分を責めていました。

こんなとき、僕はいつもこう言います。

「そうだよ～あなたが悪いんだよ～」

「あなたのせいでみんな迷惑してるんだよ～」

「ひどいやつだね～」

「最低だね～」

って、言います。

そう、「ちゃんと、責めてあげる」のです。

## ちゃんと責めないと、どうなるか

自分が何かをやらかしてしまった。
自分が人に迷惑をかけてしまった。
自分のことで人が傷ついてしまった。
もっと言えば、自分がいるせいで、両親が苦労している。
自分のせいで、親が悲しんだ。
そんなふうに思っているとき、人から責められなかったら、こう考えます。
「わたしは、罪人。
なのに、なのに……、
**だれも、わたしを責めてくれない、**
裁いてくれない、罰を与えてくれない。
それどころか、わたしを許してくれる。
誰もが、あなたは悪くないんだよって言う。
誰も私のこと、ちゃんと見ていてくれなかったんだ……」
周りは、気にするなっていうつもりで、「悪くない」と言ったことが、人によっては、

**「自分のことを、ちゃんと見てくれてない。受け止めてくれていない」**
という不毛な誤解を生むことがあるわけです。
ちゃんと、責められないから、許されないんです。
だから、なにか失敗したり、人を怒られたり、誰かを悲しませたりしたときは、
ちゃんと、怒られた方がいい。
ちゃんと、責められた方がいい。
ちゃんと、怒ってあげて、ちゃんと、責めてあげる。
そして、ちゃんと、許してあげる。
このワンセットで「終わる」のです。
それをしないから、人は、自分で、自分を責めるのです。
誰も責めてくれないから、自分で責めるしかない。
だから、なかなか、自分を許せないのです。
**で、怒られたくて、相手が怒るようなことばかりを繰り返してしまうのです。**
それでも怒ってくれないと、
「愛してないんだわ」

「真剣じゃないんだわ」

と、すねてしまうわけです。

ちょっとしたマゾですな。

## ちゃんと責めても、大丈夫

僕のところには、

「わたし、ダメなんです」

「わたし、嫌われてるんです」

「わたし、かわいくないんです」

「わたし、できないんです」

なんていう人もいっぱい来ます。

一応、社交辞令で「そんなことないよ〜」

と言います。

こういう人も、自分が誰かにそう言うと、みんなやさしいから、

「そんなことないよ～」

「かわいいよ～」

「嫌われてないよ～」

「そのままでいいんだよ～」

と言われてきたわけです。いまでも、そう言われる。誰も、責めてくれない。

だから、いつまでも抜け出せない。

許されれば許されるほど、認められれば認められるほど苦しくなる。

だから、僕はいつもこう言います。

「ほんと、ダメだね～」

「みんなから嫌われてるね～」

「親からも大事にされてないね～」

「かわいくないね～。スタイル悪いね～」

「最低だね～」

「生きてる資格ないね～」

と言います。

ときには、何分間も、言い続けます。

すると、本人はショックを受け、泣き崩れることもあります。しばらく立ち直れません。それでも、僕は言い続けます。

しばらくすると……、その人は、こう言います。

「ですよね〜〜〜〜(笑)」

って、笑いながら。

もしくは、

「んなことないも――――んっ!!」

と、急に元気になる。んなことないんだ(笑)。

そう、ちゃんと責めて、ちゃんと許す。

そうして、ちゃんと終わらせる。

痛みも、苦しみも、悲しみも、その場でちゃんと味わい尽くす。

だって、誰も悪くないんだもの。

だって、ちゃんとかわいくて、できなくても愛されてるんだもの。

ちゃんと輝いていいるんだもの。

そのぐらいのミスで、あなたに対する思いなんて、何も変わらないんだもの。
いままで、誰も責めてくれなかった、それで、自分が自分を許せなかった。
それだけのことなのです。
誰かのことが許せない人は、ちゃんと、文句を言えばいいんです。
言わないから、その人のこと、嫌いになっちゃうんです。
そんなの、悲しいですよね。好きだからこそ、腹が立ったのに。
だから、ちゃんと、責めよう。あなたが、悪いんだよって。
誰も悪くないから、責めても大丈夫。

安心して責めてください。

# 6 「家族を捨ててはいけない」と思っている人へ

## 「家族の絆」が子どもを不幸にするとき

仲のいい家庭で育てば、問題なく育つかというと、これが必ずしもそうとは言い切れないものです。

とても素敵な家庭で育っても、それが強すぎて「絆」が「執着」になってしまう場合があるのです。

結婚できない女性のお悩みというテーマで相談されたものに、こんなケースがありました。

女手ひとつで、子どもを育ててくれた立派なお母さんを見て育った女性が、「私はとても、お母さんのようにはなれない」と思ってしまい、結婚に踏み切れない、というものです。

この場合、

「お母さんを助けないと」

「お母さんに恩返ししないと」

という「罪悪感」「義務感」に包まれてしまって、とてもじゃないけれど、お母さんを捨てて自分の幸せに走れない、という気持ちが根底にあります。

つまり「結婚できない」のではなく、「絶対にしない」のです。

お母さんのために、自分を殺してしまっています。

恩返し、「しなきゃ」という義務感で苦しくなっています。

とても仲のいい母娘だそうです。

もちろん、仲がいいことはとっても素敵なことでこれからも大事にしていただきたいと思います。

その上で、この女性に、ぜひ言ってみていただきたかったのが、

「お母さんを捨ててもいい」「冷たくしてもいい」

「お母さんが一人になってもいい」「もう助けなくてもいい」

「お母さんが不幸になってもいい」

という言葉でした。

## 幸せを選択するために、必要なこと

彼女は、とても「言えなくて」苦しそうでした。

一見すると、これは、ひどい言葉です。

でも、これが彼女には必要なもの、「許可」です。

お母さんが、絶対に不幸になってほしくない、という「考え方」が、自分を不幸にしてしまう。

だから「そうなってもいい」と許可することで、なにが起こるのかと言えば、

「捨ててもいい」し「捨てなくてもいい」

「一人になってもいい」し「一緒に幸せになってもいい」

「不幸になってもいい」と「幸せになってもいい」

という、**両方から「選べる」「自由」が手に入るのです。**

不幸はいけない。

ひとりはいけない。

捨ててはいけない。

こんなふうに、「いけない」「いけない」と考えていると、恐怖と不安に包まれていきます。

それを「いい」という許可に変えることで初めて、

「そんなことにはならない」

ということに気づくことができるのです。

それを信じられるようになるのです。

「言葉」は、とてもパワフルです。

だからこそ、「ネガティブなことは言ってはいけない」とよくいわれますが、口に出して言ってなくても、実はその恐怖は常に心の中に持っています。

持っていることは、本人が一番よく知っていて、実はいつも考えていることも知っています。

そして「考えてはいけない」と、思うほどに、逆にいつも考えてしまうのです。

その恐怖を自分の外に早く出してしまうことが大切です。

恐怖や不安を抱え込んで、隠して、ないことにしていると、逆に、それが現実化していきます。

## 「不幸になってもいい」と思えると、幸せを選び取れる

**恐怖にも、不安にも、悲しみにも、不幸にも「〇（マル）」をつける、**というその行為が「そうなってもいい」と口に出すことなのです。

「お母さんを捨ててもいい」

「お母さんがひとりになってもいい」

「お母さんが不幸になってもいい」

これらの言葉を口に出していただいたことで、「許可」が進行します。

すると、彼女には「選択の自由」ができます。

不幸になってもいいし、幸せになってもいい。

捨ててもいいし、守ってもいい。

ひとりになってもいいし、みんなで一緒に暮らしてもいい。

その中から、きっと幸せな選択をされるでしょう。

とっても怖い一言を口に出すことを許可できたその女性は、自分の弱さを認める強さを手に入れられたと思います。

とても勇気ある行為でした。

体は、自分の「本心」「本音」「喜び」「恐怖」を知っています。

心屋のこの「言ってもらう」方法は、そんな「自分の知らなかった自分の本心」に気づいて、それを解放していく方法なのです。

人が本当に思っていることで「怖がっていること」って、口から出ないんですよ。

もし、あなたも、

「家族が気になって、自分の幸せを手にできない」

そう思っているのなら、ぜひ、彼女と同じ言葉、言ってみてくださいね。

そして、あなたが気にしているあの人、あの母は、実はあれでも幸せだったのです。

# 4章

# 「うまくいかない性格」を根っこから「リフォーム」する

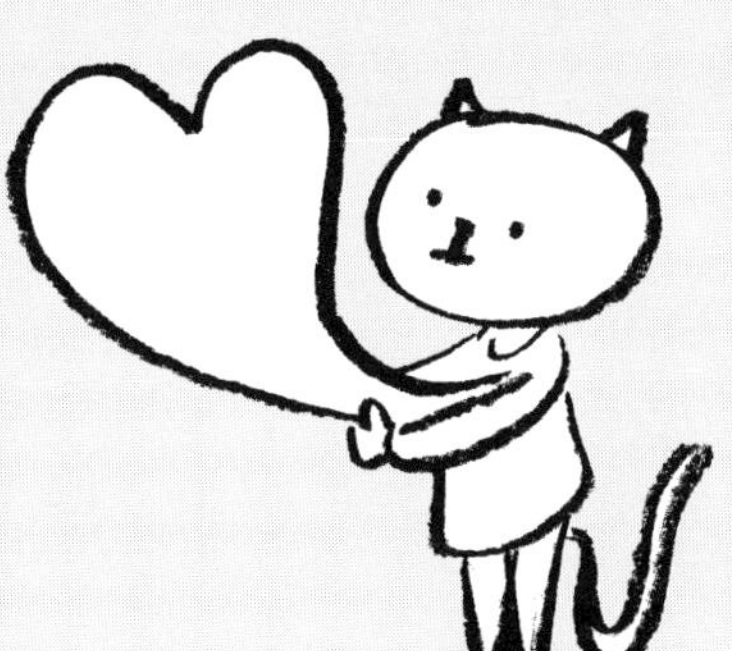

## 1 うまくいかない性格を変える、人生の選択

### 「本来の自分」はどんなやつか？

僕は、人って個性を持って、素材を持って、使命を持って、生まれてくると思っています。

魂が、自分という「本体」に乗っかってこの世に生まれてきた。

そして、生まれた環境でいろんな教えを受けて、しつけを受けて、愛情を受けて、ときにひどい仕打ちを受けることで、「魂が生まれてきた目的を果たすための初期設定」を自分で行う。

そのドラマチックな人生を送るための初期設定を行うために、両親を選んで生まれてくるんです。

そして、「魂（本来の自分）」は、「本体（自分）」の操縦席で、それを操作する。

でも、初期設定のおかげで、妙に怖がりだったり、リミッターがかかっていたり、サイドブレーキを外し忘れてたり、横に、指導教官（親）を乗せたままだったりして、自分が行きたいところになかなかうまく進まない。

何もかもうまくいかない。

どうすればいいんだろう。

そんなときこそ、「魂（本来の自分）」と「いま生きてる自分（本体）」に分けて考えてみるといいんです。

「本来の自分」の周りにはいろんなセキュリティ（性格）がついていて、「本体」であるあなたが、いまここでこの本を読んでくれているわけですが、覚えておいてほしいのは、

**「本体」は、基本的に怖がりだ、**
**ということ。**

「本体」は安全運転好きなので、よく考えて運転します。

ルール違反するとおまわりさんに怒られるからしないようにしよう。

みんなの流れと違うと事故も起こすから、みんなと同じようにしよう。

事故を起こしたら恥ずかしいし、痛いし、損するし、怒られるから、とにかく、事故を起こさないようにしよう。

事故を起こさないように、起こさないように……。

それぱかり考えて、「みんなの流れ」を考えて、自分を運転しようとする、それが「本体」です。

すると、「魂」が本当は右に曲がりたくても曲がれない。

そうして、自分の行き先を見失う。

そんなことが起こります。

でも、自分の行き先なんて、知ってしまったら、「みんな」の流れに乗れないし、「指導教官」に怒られるし、「おまわりさん」にも罰を食らうだろう。周りの人にもクラクションをケタタマシク鳴らされるだろう。

だから、このまま、安全なルートを取るしかない。

「本体」は、そんなふうに考えてしまうんです。

## 世界が変わる瞬間が、必ず来る

でも、自分の行き先がわからないと、やる気も起きないし、つまらないし、眠くなって、結局、事故を起こしそうになる。

本末転倒ですね。

**このまま我慢して、みんなと同じ「安全ルート」を行くか。**
**それとも、一念発起して、自分だけの「荒れ地」に出ていくか。**

そんな選択をせまられる場面が、人生には何度かあるはずです。

そうしたら、「本体」と「本来の自分」でちゃんと話し合って、決めていくときなんだと、気づいてください。

ちゃんと話し合って決めて、覚悟を決めて走り出したら……、

「安全ルート」は、居眠り運転で事故を起こしやすい危ない道に見えるかもしれない。

「荒れ地」に見えた場所は、好きな道を走れる自由な場所だって気づくかもしれない。
いままでと違う世界が、あなたの前に広がるかもしれませんよ!

## 2 「～できない私」を変えたいなら、やることはひとつ

### 「どうしたらいいんでしょう？」への特効薬は……

「いつもネガティブに考えてしまうんです。どうすれば、なくなりますか」

「彼に振られて立ち直れないんです。どうしたらいいですか」

「いくら言っても子どもが学校に行かないんです。どうしたらいいですか」

「上司がひどいことを言うんです。どうしたらいいんですか」

「お母さんが許せないんです。どうしたらいいですか」

……知らんがな、という感じです。

こう言う人は、「どうしたらいいか」っていうから考えて、「じゃあ、こうしてみて」と言っても、まずやりません。

なぜやらないのかというと、**「自分の常識にしがみついているから」**です。

それに、「どうしたらいいですか」って簡単に答えられるものでもありません。そのために、僕は毎日ブログを書いたり、セミナーをしたり、本を書いたりしているんです。

だから、そういうふうに聞いてしまう人に対して、僕が言えることは、

「どうしたらいいか」

ではなく、

**「どうあればいいか」**

で考えてみてほしいということです。

## 「どういう前提で生きるか」がカギ

「どうあればいいか」というのは、自分の「大前提」をどうするかということです。

「愛されない人」「できない人」「ダメな人」「嫌われ者」であるのか、「それでも愛される人」であろうとするのか。そして、

「できる人という前提ならどうするか」

「ダメじゃなかったら、どうするか」

「好かれているとしたら、どうするか」

そんな「前提」で考えてみてください。

その「前提」を変えない限り、なにも変わりません。

自分のことを嫌われ者だと思ったまま、なにを学んでも、なにも変わりません。

すねた気持ちのまま、人にやさしくしてもらっても、受け取れません。

ダメな人、と思ったまま取り組んでも、「やっぱりダメ」の結果しか見えません。

じゃ、どうすればそう思えるんですか、ということになるでしょう。

その答えは、

**「どうあればいいか思ってみて」**

**「そうなった前提での言動をして」**

それだけです。

それだけで大きく変わります。

だまされたと思って、まずはやってみてくださいね。

## 3 「成功」を手に入れても満たされないとき

### 心の「根っこ」がゆがんでいると……

いいことを考えて、未来を思い描いてイメージして、いい言葉を使ってやっているのに、自分を取り巻く現実が一向に変わらない、ひどいことをされる、嫌なことを言われる、お金がない、助けてもらえない、体が調子悪い、力が出ない……。

もしあなたがいま、こんな状態に陥っているとしたら、自分の「根っこ」がゆがんでしまっているのかもしれません。

頑張って成功して、頑張ってお金を稼いで、頑張って素敵なパートナーと出会って、頑張って子育てして、いい学校に入れて……、でも、なにかが、足りない。

こんなときも、「根っこ」が自分を卑下しているときです。

「どうせ……自分は……」

こんなフレーズが出たら、「根っこ」がゆがんでいる証拠です。

## 誰かに反発して攻撃したいとき

以前僕のブログでは、コメント欄を公開していました（いまは閉じています）。

たくさんの声があげられて、ひどくにぎやかな日もありました。

さすがに忙しくて全部見られないのですが、まぁ、いろんな意見が百花繚乱咲き乱れますね。

きれいな花も
汚い花も
臭いにおいを放つものも
傷つけようとする意見
反発する意見
賛同する意見

そうそう、と思うものもあれば、よくまぁそんなことが言えるものだと「思う」意見もあります。

よくまぁ人のことそんなに決めつけるのね、というものもあります。

でも、いっぱいそうやって、傷つけあって、もめて、嫌な思いをしていけばいいのです。そこからしか見えない本音や、人を傷つけながら、実は感じている自分の中の嫉妬や劣等感、攻撃や汚い言葉に反応する自分、そんなものを見つめていけばいいのです。


**きれい事だけではないのです。それも自分なのですから。**

そして、ムカついたら、むかついたと言えばいいのです。

僕もムカついたら、本気で叩きます。

それは、過去のすねている僕自身だから。

すねて自分を傷つけていた自分だからです。

すねすぎたら、戻るチャンスを失ってしまうのです。

すねすぎたら、もうやさしくされても戻れないのです。

すねすぎた人は、元に戻るきっかけを探し続けているのです。

「仕方ないなあ、そこまで言うなら戻ってやる」と、あくまでも人のせいにしたいのです。

## 人から傷つけられる人、傷つけられない人

人は、人を傷つけようとするときがあります。

人が明らかに嫌がりそうなこと、触れてほしくないこと、汚い言葉で相手を意図して傷つけようとします。

でも、そのことで一番傷つくのは自分なんだということも知っていて欲しいと思うのです。

**自分が自分のことを「愛されている」「価値がある」と感じていると、人から傷つけられませんし、人を傷つけません。**

でも、自分が自分のことを「愛されていない」「価値がない」「罪びと」と感じていると、自分に冷たくしたり無視する人のことを見ると、怖くなって、傷つけられたと「感じ」て、相手や自分を傷つけようとします。

人は、人から傷つけられるのではなく、人は、自分でしか自分を傷つけられないのです。

## 愛されている人も嫌われる

では逆に、自分が自分を大切にして、自分が自分のことを価値があると思っていると、「すべての人」が自分を大切にしてくれるかというと、残念ながらそれもありません。

「自分は愛されている」「自分は価値がある」と思っていても、傷つけようとしてくる人はいるのです。嫌ってくる人はいるのです。

人から好かれている人も、人から嫌われるのです。

嫌われることは誰にだってあるのです。

「世の中の人すべてに好かれることはない」

という言葉があります。その言葉も、「根っこ」が違えば意味はまったく変わります。

たとえば、「根っこ」の部分で、「自分は愛されない」と思っている人がその言葉を発するときは、「絶望」「あきらめ」「強がり」になります。

でも、「根っこ」が、「自分は愛される」と思っている人が発する「世の中すべての人に好かれることはない」という言葉は、まったく別の意味を持つのです。

つまり、嫌われても、傷つけられても、傷つかない、ということです。

それを「知っている」ということです。

ここで、ちょっと試してみましょう。

こんなふうに意識を向けてみてください。

「自分は好かれない」
「自分は愛されない」
「自分は嫌われる」
「自分は批判される」
「自分は怒られる」

「自分は価値がない」

どうですか。どんな感じがするでしょうか。体の状態はどうでしょう。

心の「根っこ」でそう感じているとき、呼吸は浅くなっています。

いつも焦っている、いつも急いでいる、早くしなきゃ、ちゃんとしなきゃ、そんなふうに、いつも気持ちが頭の方に浮いてしまっています。

この本を読んでいても、早く読み終えて、次の作業に移らなきゃ、と急いでいませんか。

## 心の焦りをゆるめる「呼吸のレッスン」

もし、そんなふうに焦る気持ちでいっぱいになってしまったら、呼吸に意識を向けてみてください。

いま、この本を見ながら、

す――――――

っと深く息を吸い込んで、

## 「すべての人に好かれることは無い」のとらえ方

「愛されていない」と
思っている人は……

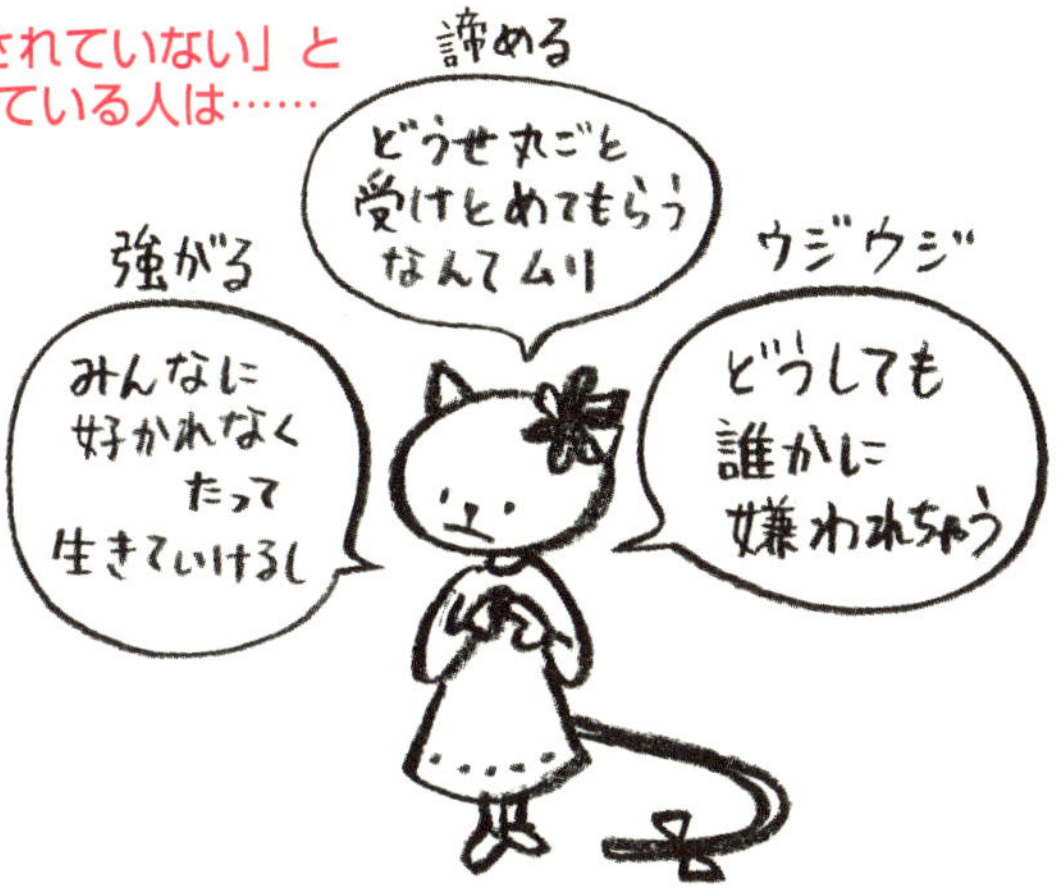

諦める
どうせ丸ごと受けとめてもらうなんてムリ
強がる
みんなに好かれなくたって生きていけるし
ウジウジ
どうしても誰かに嫌われちゃう


「愛されている」と
思っている人は……

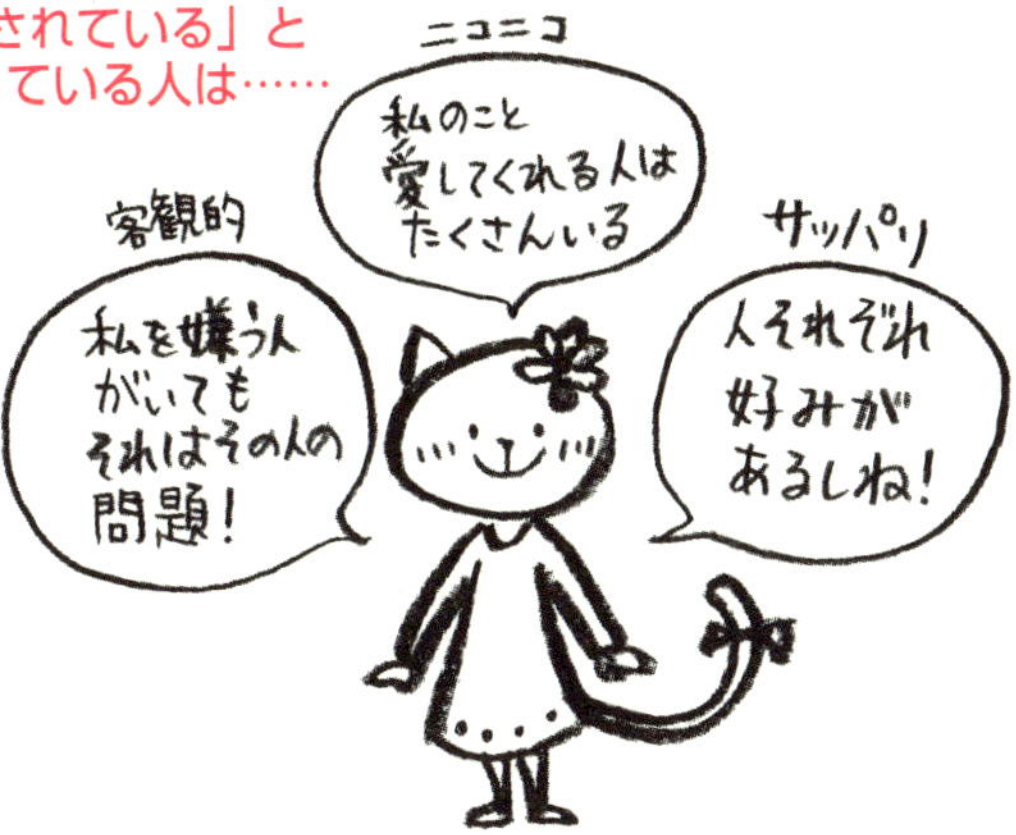

ニコニコ
私のこと愛してくれる人はたくさんいる
客観的
私を嫌う人がいてもそれはその人の問題！
サッパリ
人それぞれ好みがあるしね！


**あなたは、どちらの人生がいいですか？**

ふぅぅ――――――……って細く長く息を吐いてみてください。

ゆっくり、大きく、吸い込んで、ゆっくりと……吐く。

そうです。ゆっくり、ゆっくり。

大丈夫だから。焦らなくても、なんとかなるから。

**なぜなら、あなたは、愛されているから。**

信じられなくても、ちゃんと守られているから。

大丈夫、大丈夫。あなたは、許されているから。

**もともと、ずっと、許されていたのだから。**

怒る人もいたでしょう。嫌う人もいたでしょう。ひどいことした人もいたでしょう。それでも、あなたがそのことをいままで引っ張る必要はないのです。

もう、大丈夫です。これからも、大丈夫なのです。

どんなことが起きても、どんなことを言われても、大丈夫です。

**あなたには、それを受け止める力があるから。**

ひとつひとつ受け止める。ひとつひとつ味わう。

ひとつひとつ階段を上るように、かみしめて生きていきましょう。
最後に、もう一度、
大きく息を吸って……
止めて、
ふぅ――――……って
吐いてください。
落ち着いて、焦らず、あわてず、落ち着いて、
人に迷惑かけて、損して、笑われて、生きていこう。

さあ、今日も、素晴らしい1日だから。
**あなたの周りには、愛情と豊かさが満ちあふれているから。**
焦ったら、怖くなったら、深呼吸をしてくださいね。

# 4 損することから、始めよう

## 「お金を払わないことが損になる」って？

僕は、最近、口を開けば、

「損しよう」

と言っています。

ここで言う「損」っていうのは、お金だけの話ではありません。

例えば、今の流れだと、「お金を払うことが損」みたいに聞こえますが、実は、「お金を払わないことが損」になる人もいるのです。

つまり、

「面倒だから」

「主張したりするのイヤだから」

「ケチと思われたくないから」

という理由で、お金を払ってしまう人がいます。

そんな人にとっては、「お金を払わないための言動」が「損」になるのです。

面倒だけど、手続きする。

もめてもいいから、クレームを入れる。

ケチと思われてもいいから、割り勘にする。

人によっては、こんなことが損になるのですね。

同様に、「わたしは、いつも、損してるんですけど、まだ損しないといけないですか」という人も、「損」の意味が違います。

いつも、他人の言うことを受け入れて、いつも、損な役回りを引き受けて、いつも、苦労ばかり、いいなり。そんな人にとっては、

「イヤ」と言う
「人に任せる」

「やらない」と言う

「さっさと帰る」
そんなことが、その人にとっての「損」なのです。
嫌われてもいいから、好きなことをする。
儲からなくても、好きなことをする。
バカにされても、なにかを貫き通す。
理解されなくても、人にやさしくする。
間違っていてもいいから、自分の思ったことを言う、
そんなのも、損かもしれない。
そんなふうにとらえると、人によって「損」は違う、という意味がわかるでしょう。

## 本当の損得ってなんだろう

相手を許すことが損になる人もいれば、絶対に許さないこと、闘うことが損になる人もいる。

理解されないまま、許すこと。

誤解されたまま、許すこと。
搾取《さくしゅ》されて、持ってきな、ということ。
先日、レ・ミゼラブルという映画を見ましたが、あれも、
「なんで、そんな損な選択をわざわざする⁉」
と、見ている方が、やきもきするような、そんな「誠実さ」という「やさしさ」を
ひしひしと感じる映画でした。

損するって、「本当の愛」なのかもしれませんね。

# 5 やりたいことがなかなか始められない、あなたへ

## 「元気になれたら、心屋に会いに行こう」

「いつかセミナーに行きたいです」

「いつか会いに行きたいです」

たくさんの方に、そう言っていただきます。

とってもうれしいです。

そして、何年も前から言ってくれていても、ずっと会っていない人もいるし、ちょっと前に僕のことを知って、すぐに遠くから何時間もかけて来てくれた人もいます。

そこには、どんな違いがあるんだろう。

たとえば、僕は、あるときからスタイリストにお世話になっています。
それは、自分の服装に自信がなかったので。思いきってお願いしました。
すると、面白いことに、初めて会うときは、そのスタイリストに会うときの服装が決められなかったのです。そのあとも、定期的に会うときに、その都度着ていく服に悩んだものでした。

ホント、人の心って面白いです。

「悪い」から「よく」してもらうためにいくのに、その「悪い」状態をなんとかしてからでないと行きたくないと思ってしまうんです。

まるで、病気を治してから病院に行こうとするようなもの。

ほかにも、
「健康になってから、健康診断を受けよう」とか、
「やせてから、泳ぎに行こう」とか、
「元気になれたら、心屋に会いに行こう」とか、
「素敵になってから、美容室に行こう」、とか、
いろいろあります。

**逆やで——————‼**

とツッコミを入れたくなることばかりです。

「明るくなれたら、セミナーに行こう」とか、

「悩みがなくなったら、カウンセリングに行こう」とか、

「お金が入ったら、セミナーに行こう」とか、

「結婚したら、同窓会に行こう」とか、

**逆、やで——————‼**

「泳げるようになったら、海に行こう」とか、

「字がきれいに書けるようになったら、書道を習おう」とか、

「体が柔らかくなったら、ヨガに通おう」とか、

「実力がついたら、起業してカウンセリングしようとか」とか、

逆、やで——————‼

**その恥ずかしい状態で、そのカッコ悪い状態で、そのお金がない状態で、時間もない状態で、飛び込むからこそ、すべてが変わるんです。**

できるようになってから行くのではなく、行ったからできるようになるんです。

「自分のできない姿」「自分の情けない姿」、それを、さらけ出す、つまり「大損」する覚悟ができて初めて、人生は一歩前に‼ 進むんです。

## 恥ずかしいと思っていた姿は、当たり前の姿だった！

ずっと前、恥ずかしい話ですが、水虫になったことがありました。

いろんな薬を試したり、温泉につけてみたり、竹炭を使ってみたり、いろんなことをしましたが、治りませんでした。人知れず努力していました。でも、ずっと治らない。

意を決して、皮膚科に行きました。

そこでもらった薬で、1日で治りました。

以来、再発していません。

……なんだったんだ。

……もっと早く行けばよかった……。

そう、患部を見られること、水虫になるようなやつだと思われることや、受付や、看護師さんがきれいな女の人だと恥ずかしいな、とか、そんな、いらんこと考えて、一歩が踏み出せなかった。

いろんな病院も、いろんな初めての学びも同じでしょう。

ぢ、になった、性病になった、そんなのも、きっと医者に行くのは恥ずかしい。

看護師さんがかわいかったらどうしよう、とか考えて（←これぱっか）。

でも、先方は、毎日そんな人ばかり見てるんですよね。

僕らも同じです。

毎日、悩んでる人を見ている。

毎日、心のことを勉強したのにうまくいかない人を見ている。

毎日、すねてる人を見ている。

毎日、情けないと自分のことを思っている人を見ているんです。

そして、自分自身がそうだったから、そこから楽になれたからこそ、以前の自分と同じことで悩んでいる人の力になりたいと思ってこの仕事を選んだんです。

だから、あなたの情けない姿、もっと隠さず見せてほしい。

僕にとっては「当たり前の姿」だから。

僕にとっては「これからよくなる原石」だから。
あなたが、「いつか、しよう」と思っていることは何ですか？
あなたが、「いつか、行こう」と思っているのはどこですか？
ぜひ、いま、ここから、飛び込んでみてください。

## 6 「いい自分」も「ダメな自分」も丸ごと受け入れると…

### あなたが好きなあなたの姿を知る

あなたは、自分のこと、大好きですか？

そう聞かれたら、なんて答えるんでしょう。

僕は……、「ふつー」って答えます。

大好きなところもあるし、うーん、嫌いってところもある。

ふつーなところもある。

そうやって、足して引いたら「ふつー」になった。

例えば、自分のできないところ、自分で認められてる部分もあるし、まだまだ認めたくない部分もある。

例えば、自分のいいところも、自分で認められるところもあれば、まだまだ謙遜してしまうところもあるし、まだまだだなって思うところもある。

昔は、「大好きって言えない」ということも、カッコ悪くて言えなかった。

「自分のこと大好きなんです」

「自分、好きすぎ〜」

って言って人生を楽しんでる人もいるし、

「わたし、自分のこと大好きなんですよね」

「わたし、セルフイメージ高いんですよね」

と言いながら、くら――――い顔して暮らしてる人もいる。

僕の場合、基本、好き。

そして、嫌いなところもある。

カウンセラーとしては、いい感じかなー、と思ったりします。

なぜ、いい感じなのか。

それをちょっとお話ししてみます。

これは、カウンセラーではないみなさんにも、役に立つことと思うので。

## 人の気持ちがわかるテクニック

「共感」という言葉があります。

実は、カウンセラーとして話を聞いていても、「共感」できないことがあります。

同じ思い、同じ経験をしてないと、なかなか共感できないものです。

共感できないというより、「理解できない」という感じかもしれません。

だって、体験してないんだから。わかろうとはすることはできるけど、本当にわかったのか、と言われると共感しきれていません。

でも、共感する方法があります。それが、

「自分がわからないこと、
体験したことのないことを
目の前の人が語っているときに、
**主語を自分に置きかえて聞く**」

ということです。

僕は、虐待を受けたり、親が出て行ったり、ひどい仕打ちを受けたり、大きな障害があったわけではありません。

また、うつになった経験もありません。

子どもをなくしたこともないし、産んだこともない。

不妊で悩んだこともないし、結婚できなくて悩んだこともない。

それでも、今からお話しする「共感」をすることで、僕自身が、統合されていくのです。

## 相手がわかると自分自身が癒やされる、心のしくみ

みんな、こう言います。

「わたしは、つらかったんです」

「わたしは、ひどいことされたんです」

「わたし、こんなに苦労しているんです」

「わたし、どうしたらいいかわからないんです」

「わたしは、動けなくてなにもする気もなくなったんです」

で、ここで、普通なら、会話として、

「ああ、あなたは、つらかったんですね」

「ああ、あなたは、ひどいことされたんですね」

「ああ、あなたは、そんなに苦労されてるんですね」

「ああ、あなたは、どうしたらいいかわからないんですね」

「ああ、あなたは、動けなくてなにもする気もなくなったんですね」

ということになると思います。

でも、ここで、僕が、相手の言葉をそのままもらうのです。

「わたし（心屋）は、つらかったんです」

「わたし（心屋）は、ひどいことされたんです」

「わたし（心屋）は、そんなに苦労しているんです」

「わたし（心屋）は、どうしたらいいかわからないんです」

「わたし（心屋）は、動けなくて何もする気もなくなったんです」

という感じに。

僕がテレビでやっていること、いろんな「セリフ」を芸能人の方に言ってもらっているときに、「なんでわかるんですか」と言われる言葉がすらすら出てくるのは、これをやってきたからです。

「誘導尋問か」「催眠か」「怪しい」なんて言う言葉もちょろちょろ耳に入ってきますが、そんなのではなくて、相手のことを自分のこととして受け止めるから言葉が勝手に出てくるのです。

それが「共感」です。経験していなくても、その人でなくても、共感できるのです。

これは、共感というよりも、ひとつの「同一化」かもしれないし、僕自身の「統合」作業かもしれません。

そうすることで、僕が癒やされ、目の前のクライアントが癒やされていく。

そんなことをやってるのかな、と思いました。

## ネガティブな「問題」を消す方法

ただし、「同一化」してしまって、しんどい人もいるようです。

共感しすぎ、相手の気持ちを受け止めすぎ、というやつですね。

感受性のアンテナが、人より高性能なんだと思います。少なくとも、僕よりは。

僕の「共感」は、それとは違う、ということです。

それを受け取って「しんどく」なるのは、それを「悪いこと」として受け止めるからです。

ネガティブなものを、

「ネガティブな思い　＝　悪いもの、排除するもの」

としてジャッジして受け止めるから、しんどくなる。

僕の場合は、

「それは、戻ってくるべきもの」

「それは、もともと自分のなかにあったもの」

「それは、もうひとつの自分の顔」

として、戻し、自分の中に統合する、という作業をします。

そして、目の前で「問題」を訴えている人や、「悲しみ」「苦しみ」「ネガティブな思い」を、

訴えている人のことを、

「それでも、大丈夫」

「それでも、愛されている大丈夫」

という「大前提」で見ているから、「問題」とはとらえずにすむのです。

「こんなわたしでも、変われるのでしょうか」

「こんなにひどいことされたわたしが、愛されているとは信じられないのです」

と言われますが、

「まぁ、今は、それでもええがな」

「そのうち変わるわ」

「ほっといても変わるようになっとる」

「もうちょっと苦しみなはれ」

「どんなこと言われようが、されてようが、愛されとることは〝決まっとる〟。〝決まっとる〟から、あんたが疑おーが、信じられまいが〝愛されとることは決まっとる〟」

としか、答えようがないのです。

そう、そんなこと信じられなかった僕がそれを信じられるようになったんやから、あなたもそのうち、絶対、いつか、きっと、おそらく、たぶん、信じられるんじゃないかな。

## 自分を丸ごと受け入れると、夢も叶い始める

僕には、夢や目標が、特にありません。

昔は、夢や目標、やりたいこと、情熱がないっていうのは、なんだか、カッコ悪いのかな、と思っていました。

でも、先日、出版社の方と打ち合わせをしていたら、

「先日、テレビ見ましたよ～」

「ありがとうございます」

「2年前に出るって言ってましたもんね」

「え？　そんなこと言ってました？」

「ええ、言われてましたよ。だから、そのとおりに進んできたんだなって思いました」

と、言われてびっくり。

語ってたんですね、ちゃんと、夢を。

つまり、無意識で、かつ、忘れとる（すみません、すぐ忘れます）。

だから、僕の場合「夢」というよりも、「そう考えてる」「なんとなく思ってる」んでしょうね。

で、なんとなくしか思ってないから、それに向かって計画も何も立てない。

そうすると、「なんかしらんけど」が起きる。

話を戻すと、昔の僕は、自分のことが大好きで、自分のことが大嫌いでした。

できるところが大好きで、できないところが大嫌い。

できるところが誇らしく、できないところは知られたくない。

目立ちたがりの、恥ずかしがり屋。

そんな僕が嫌っていた、「できないところ」、「ダメなところ」を隠さず、さらけ出し始めてから、分裂していた自分が元に戻り始めました。

隠さず、さらけ出し、認める。

そのためには

「今までと逆のこと」

「損しそうなこと」

「後悔しそうなこと」

にチャレンジしていきました。

恥ずかしくても、怖くても、できなくても。

そして、逆に、「自分のできること」、「自分にしかできないこと」「自分が誇らしく思うこと」をどんどん、やめていった。そうすることで、統合が加速しました。

「大好き＋大嫌い」でできていた自分が、「好き＋嫌い　＝　ふつー」になった。

## 「条件なしの愛」を手に入れる

「あなたは、自分のこと、大好きですか？」

僕は、いま、こう聞かれたら、まず、「ふつー」と言います。

これが、「大事にしています」という答えになるのだと思います。

「やっと、大事にできるようになりました」というのが本当のところでしょうか。

僕の初期設定は、「愛されてない」でした。

正確にいうと、「ちゃんとしてないと愛されない」という恐怖がベースでした。

だから、「愛されてない」という実感より、

「ちゃんとしてないと、期待に応えないと、できないと愛されなくなる」

という恐怖がベースにありました。

そんな、恐怖の世界から、

「ちゃんとしてなくても、期待に応えなくても、できなくても、役に立たなくても愛される」

という世界に、移住してきました。この2つの世界を知っているからこそ、

「愛されない世界」

「期待を裏切れない世界」

に住んでる人の気持ちと、

「愛される世界」

に住んでる人の気持ちがわかるのだと思います。

「自分が嫌いとか、意味わかんねー」

「嫌われてもいーじゃん」

「自分のこと？　好きに決まってんじゃん」

「こーすりゃいいんだよ」

という人には、そういう人の役割があって、僕には僕にしかできないこと伝えられないことがあるのだと思います。


これを読んでるあなたにも、ね。

# 5章

# なにもかもうまくいく
# 自分になる
# 「5つの魔法の言葉」

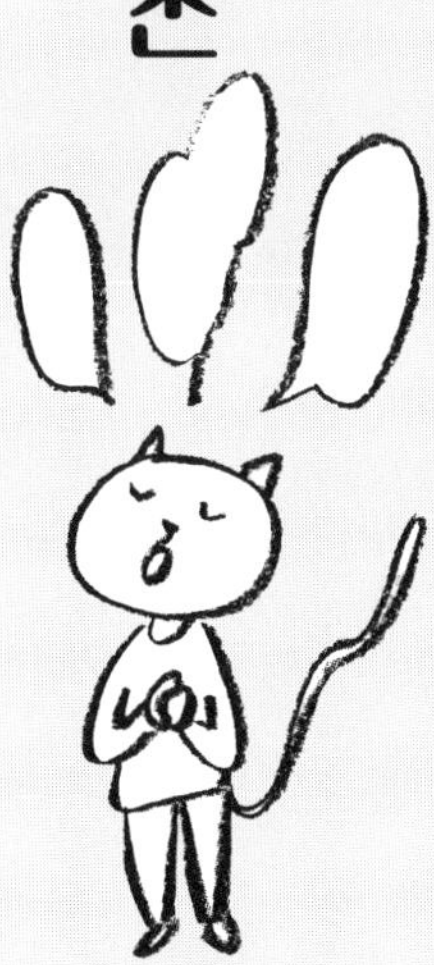

# 僕が言わせる「魔法の言葉」のヒミツ

## 「魔法の言葉」で、なぜ魔法が起こるのか

僕は去年から、有名人のお悩みを聞くテレビ番組に出させていただくようになりました。そこで、僕がやっているのは、ある言葉を「言ってみて」もらうことです。

僕がやっているのは、クライアント（タレントさん）のお話をうかがって、その人の、

・心の偏り

・禁止、抑圧、否定ポイント、すね、恐怖のポイント

を見つけて、それをご本人に「体感」してもらうことです。

それが「言ってみて」というやつですね。

その言葉を口にすることで、いろいろな変化がクライアントに起こります。それで、「魔法の言葉」などと言っていただいてます。

この「魔法の言葉」の仕組みを少しお話ししてみます。

言葉の力というのは、思っている以上にとても大きいものです。口に出してみると、自分の意識では気づいていなかった「自分の心の偏り」に気づくことがよくあります。

**自分が言えない、言いにくいことに本人が気づいたら、それで、まずOKです。**

「気づく」ことが、一番大事です。

それが「わかってもらえたうれしさ」につながるからです。

人は、誰かにわかってもらえたら、心が喜んで開くのです。

だから、その言えなかった言葉が言えるようになったら、もう、大きく解決に向けて前進しているのです。

心が開く、ということは、「すね」→「素直」に動き出しているからです。

## 「あなたの気づいていない感情」を言葉にしてみる

また、いわゆる「魔法の言葉」を続けていくつも言ってもらうときは、「本人が気づいていないであろう自分の気持ち」を代弁しようとしているわけです。

もちろん、こちらの「予想」で言葉を出していくのですが、いくつか言ってもらっているうちに、たいていヒットします。

そして、その「感情言葉」を口に出していくことで、「自分ってこんなことを感じてたんだ」ということを知ることができるのです。

誘導だとか、できすぎだとか、怪しいとか、暗示にかけてるだけだとか、いろいろ言われますが、まぁ、当たらずとも遠からず。結果、幸せになればいいと思います。

この章では、そんな「魔法の言葉」をいくつかご紹介します。

だまされたと思って、ぜひ、言ってみてください。

うまくいけば、あなたの人生が変わるきっかけになるかもしれません。

## 魔法の言葉①
# 「私は助けられる価値がある」

### 人に迷惑をかける覚悟をすると、助けてもらえる

なにをやってもうまくいかないとき、なにをやっても苦しいとき、なにをやっても問題が解決しないとき……。

人生の中でそんなときがあるかもしれません。もし、そうなったら、どうすればいいのでしょうか。

カウンセリングを受けても、心屋の本を読んでも、いろいろ試してみても、ずっと苦しい。楽にならない、うまくいかない、助けてほしい、そんなメールがしょっちゅう飛び込んできます。

でも、僕は助けられないのです。

僕が助けようとするほど、その人は「助けられようとする」から。
僕は助けられないので、こうやってヒントしか出せません。
**自分を助けるのは、自分だけです。**
神様でも、あなたを助けられないのです。
そのことに、気づいてください。
その覚悟を、してください。
そうすると、面白いことに、助けてもらえるようになります。
ここにも、心のパラドクスがあります。

## 「すね」てもいい。つらくなったら捨てればいい

「すね」がなくなることで、人はもっと楽に生きられる
というのが僕の基本的な考え方です。
すねがあることで、自分の才能さえも過小評価してしまったり、自分の周りにある
豊かさや愛情を受け取れなくなっているんです。

だから、少しでも「すね」を減らしたい、「すね」がなくなればいいな、と思います。

でも、実は、すねることもパワーになるのです。

「見返したい」「認めさせたい」、そんな怒り、悔しさ、悲しみ、それが自分を成長させることもあるんです。

だから、すねがないに越したことはないけれど、あったらあったで、そんなに悪くないものでもあるのです。

でも、頑張って頑張って頑張ってもうまくいかなくて、どうにかしたい、と言う人には、「すね」を取ってみませんか、そうすると楽になりますよ、と提案しているのです。

すねがあってもいいし、すねが取れると、また別の成長がある、ということです。

僕もずっとすねて生きてきたから、ずっとうまくいかなかった。でも、そのおかげでいろんなことができるようになった。できるようになったから、もうすねて生きるのはやめようと思ったのです。

とはいえ、いまでも、ときどき「すね」は出ます。

まぁそれもひとつの意思表示ということで……。

## あなたが素晴らしい存在である、その証拠

いまさらながらに思うのが、ずっと僕がすねて生きていたときにも、ずっとつき合ってくれた人がいるっていうこと。このことには、恐ろしいぐらいに感謝です。

すねていたのにつき合ってくれていたということは、

「その人たちは、なんて器が大きいんだ」

と感動してしまいます。そのことに感謝しつつ、もうひとつ思うのは、

**「なんて自分は素晴らしいんだ」**

ということです。

だって、すねててもつき合ってもらえたのですから。

僕がうまくいかなかったのは、その人たちからの愛情や、自分の身の回りにあふれている豊かさを、受け取っていなかっただけなんです。

だから、それを受け取るように変えました。

迷惑をかけて甘えることにしたのです。

そうしたら、なにもかもうまくいき始めました。

だから、何もかもうまくいかない、なにをやってもうまくいかない、なにを試してみても苦しい、そんなとき、「もっと効果的な方法を探す」「もっと別のカウンセラーのところに行く」なんてことを繰り返している場合じゃないのです。

大事なのは、もっと、その苦しみを、思いっきり感じてみることです。

## 逃げない覚悟をすると、なにが起こるか

みじめな自分、情けない自分、受け入れてもらえない自分、愛されない自分、言えない自分、逃げてしまう自分、ひどいことされる自分、むくわれない自分、悲しいでき事……。

これらを、反省するのではなく、ただ感じてみるのです。

ただただ、**「ああ、自分はこうなんだな……」**と、思い切り感じてみてください。

楽になりたい、苦しみを取りたい、なんて甘いです。

そんなふうにして、自分のことから目をそむけて、散らして、誤魔化して、見ないようにして逃げ続けてきたから、いま苦しいんです。

だから、もう、逃げないと覚悟してください。

もう、認めて、感じる、そのときなのです。

ダメな自分をきちんと感じて受け止める、その「単位」を取らないから、次に進めないんです。

ちゃんと感じてください。


「いつまで感じればいいんですか?」


「終わるまで」感じてください。

「笑えるまで」感じてください。

必ず、終わりは来ますから、安心して感じてください。

そうして、ちゃんと感じ尽くして、自分はちゃんと心から笑える人間なんだ、と思えるようになったら、その時初めて**自分のことを信じられるようになる**のです。

「私は素晴らしい存在なんだ」
「私は価値のある存在なんだ」

そんなふうに自分を信じられるようになって初めて、「助けてもらえる自分」も信じられるようになるのです。

魔法の言葉②

# 「大事にしてほしかった」

## 知らないうちに「すね」ている人へ

仕事も人間関係も何もかもうまくいかない、そんなとき、その原因は、あなたの心の「根っこ」が「すね」てゆがんでいるからです、と僕は伝えてきました。

それがすべての「原因」なんですよ、と。

あなたに原因があるけど、あなたは悪くない

あなたは悪くないけど、あなたに原因がある

ここまででもお話ししましたが、原因って、悪いってことじゃないんです。

ただ、ちょっとゆがんでいるだけ。ただ、ちょっとすねているだけ。ただ、ちょっといじけてるだけ。ただ、ちょっと、グレてるだけ。

それだけです。

「わたしを、見てくれなかったお父さん、大嫌い（大好きなのに。バカー！）」

「わたしを、おいていったお母さん、大嫌い（嫌いたくなんかないんだよ、バカー！）」

「わたしにやさしくしてくれなかった」

「わたしより妹をかわいがった」

「わたしにだけ冷たかった」

「大嫌い（好きなのに）」

こんなふうにすねている。それだけです。

**もっと大事にしてよ、もっとわたしの愛情をわかってよ、ともがいてるだけ。**

だから、あなたの近くで怒っている人がいたら、「ああ、怒ってるんだな」ではなく、「ああ、すねてるんだな」って思ってみてください。

「もっと俺のこと大事にしろ、尊敬しろよ」

「もっとわたしのこと大事にしてよ」

「もっとわたしの気持ちわかってよ」

「ほんとは怖いんだから」

って、すねて怒っているだけなのです。

だから、もし、あなたにも身に覚えがあったら、そのことに気づいただけでも、「すね」から抜け出す一歩をあなたは踏み出しているのです。

## 勇気を出して

でもね、「すね」を「素直」に戻すって、「そのままの自分を見せる」って、怖いんですよ。

ケンカしたあとに、「ごめんね」って言うときのあの気まずさ、恥ずかしさ、照れって、カッコ悪いですよね。

でも、さっきまで泣いてたカラスが笑ってもいいんです。仁王みたいに怒っていた顔をゆるめて謝ったってカッコ悪くないんです。

## 勇気を出して言ってみよう！

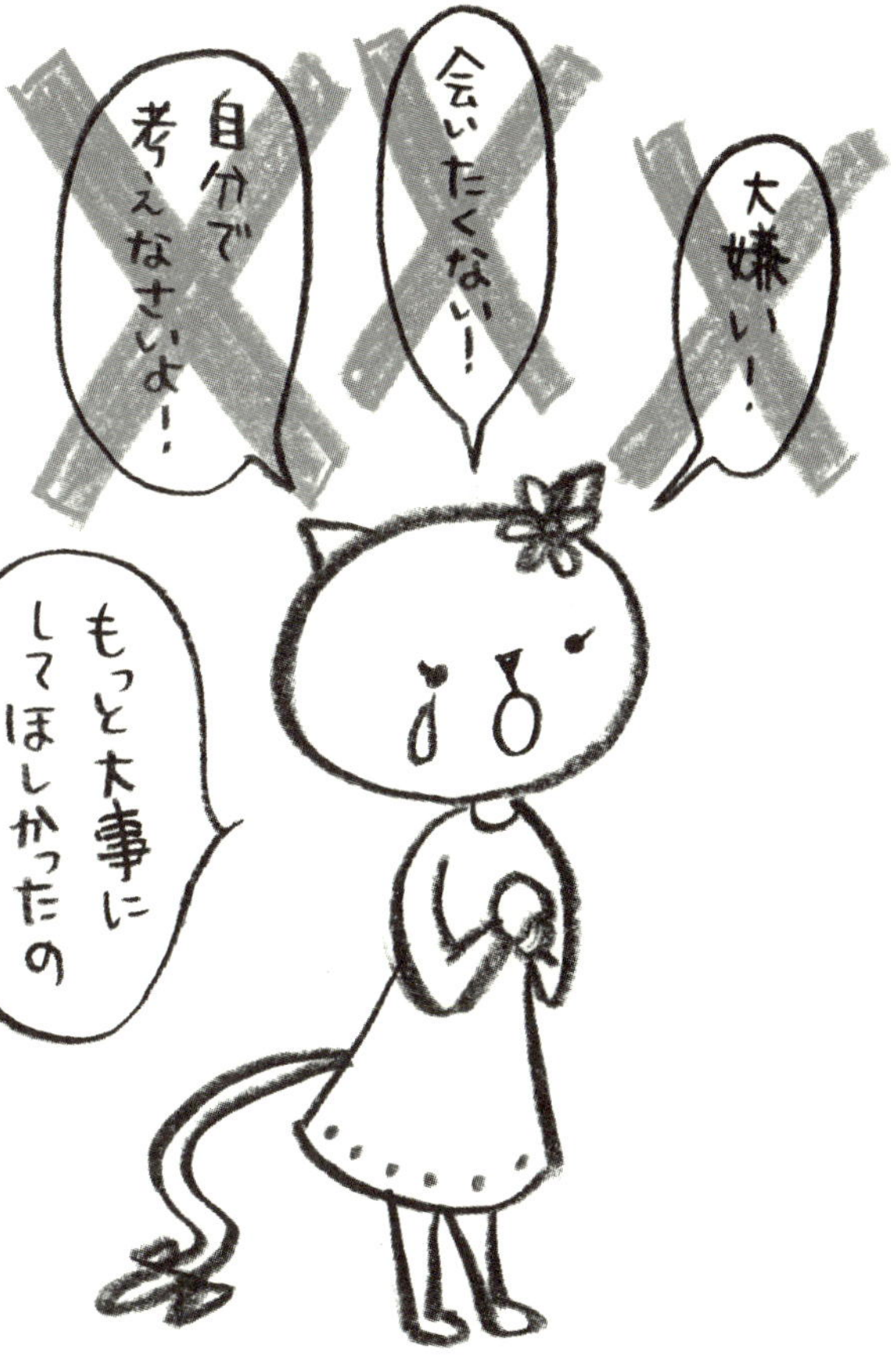

大嫌い！
会いたくない！
自分で考えなさいよ！
もっと大事にしてほしかったの

恥ずかしくても、ちょっと、勇気を出そう。

「大事にしてほしかっただけなんだ」
「だって、大切にされる存在なんだから」

そう、言ってみよう。
勇気を出して。ね。

魔法の言葉③

# 「お金も愛情も、損すると入ってくる」

## その価値観、古くないですか？

今朝、事務所に来る途中、ビルのリフォーム工事をしていました。

「古くなった壁」を全部はがして、骨格だけ残していました。

人生も一緒です。

古くなった価値観を全部はがさないで、「上塗り」ばかりしていませんか。

例えば、

「一生懸命働かないとお金は入らない」

「節約しないとお金は残らない」

「働かざる者食うべからず」

「身の丈に合った生活をしよう」

「どうせわたしはこんなもの」

そんな「誰かの」「親の」「祖母の」価値観を、その「苦しい価値観」をどこまで引き継ごうとしているのでしょう。

誰かから、「おまえはこうだから」と言われた、そのひどい言葉をいつまで持ち続けるのでしょう。

それでいったい誰が幸せになるというのでしょう。

僕も昔は、お金に関してはそういう価値観でした。だから、節約して、ぜいたくしないで、ほんとにしみったれた使い方でした。

お金を使うのが、怖かった。人に使うのも、自分に使うのも怖かった。とにかく使わないように使わないように、頑張っていた。

なのに、「なんか知らんけど」お金が減っていくのです。

家計簿をつけてるのに、「なんか知らんけど」お金が減っていくのです。

使わないように頑張ったのに、盗まれたり、だまされたり、事故したり、落としたり、失敗の買い物したりして、「なんか知らんけど」お金が減っていくのです。

だから、さらに、使わないように、使わないように、使わないようにしたのに、「なんか知らんけど」お金が減っていくのです。

意味がわからん、と思っていました。ずっと、わからなかった。

でも、今はわかるのです。

お金に対する「考え方」が違っていたのです。

## あなたの周りにいくらでも「ある」ことに気づくと……

**お金は、豊かさの象徴です。そして、自分の価値の象徴です。**

それと同時に、お金は、空気と同じです。吸って、吐く。それだけです。

つまり、受け取って、出す。出すから、受け取れるんです。

息を出さないように、僕はずっと我慢していました。だって、出したらなくなるって思っていたから。

「ないのが現実なんです」って言われます。

でも、違います。

「ない」のは「現実」ではなく「悪夢」を見ているのです。僕もずっと悪夢を見ていました。

安物買いの銭失い。好きなものより、安いもの。好きなことも、お金のために我慢する。そんな悪夢です。

でも、その「悪夢」から覚めたとき、周りに豊かさは、空気は、やさしさは、愛情は、あったのです。

知らなかった、とびっくりしました。

前からあったのです。ぼくの横に。

豊かさも、やさしさも、愛情も。

全部同じです。

ないと信じて世間を見ると、ないのです。

あると信じて世間を見ると、あるのです。

それだけのことです。

大前提が違うだけなのです。

あるのです、あなたの周りに。

手を出せば、助けてと言えば、ちょうだいと言えば、「なんか知らんけど」入ってくるのです。

ただ、受け取ってないだけなのです。

## 悪いものを受け取ると、いいものも受け取れる

ただ、受け取るときの大前提もあります。

それは、丸ごと受け取ること。

**あれは欲しいけど、これはいらないって一部しか受け取っていないと、お金も愛情も入ってこないんです。**

自分のいいところだけ受け取って、ダメなところを受け取らないから、自分の悪いところを隠して、自分のいいところも隠して受け取らないから、入ってこないのです。

僕も、この事実が最初は信じられませんでした。

でも、価値観をパンケーキのように裏返してみたら、これでもかというぐらいの、やさしさと豊かさが同時に「どこからか」降ってきました。

「信じられないような場所から」

「信じられないような人から」

「信じられないような話が」

どんどん入ってくるのです。

これは「努力」とはまったく無縁の話なのです。

考え方だけなのです。

「ない」という古い考え方、苦しい考え方を捨てて、

「ある」という前提に立った豊かな考え方に変えるだけでいいんです。

信じてみませんか。

一銭もかかりません。

「ある」んだから、「助けてもらえる」んだから、「認めてもらえる」んだから、**勝手にすねて、勝手にあきらめて、勝手に決めつけて「受け取らない」のをやめる。**これだけです。

そのとき大事なのが、自分の、ひどいところ、自分の素晴らしいところ、どっちもちゃんと受け取ること。

あれは受け取る、これはイヤじゃなくて、全部受け取ると「決める」だけで、豊かさと愛情はたっぷりと入ってくるんだから。

そのための第一歩は、小さなことから始めること。

たとえば、コンビニの募金箱に1円でもいいから「出して」みる。

そこから初めてみませんか。

1円が出せたら5円、10円、100円……と少しずつ増やしていくのです。

自分から、お金を「出して、回す」リハビリをしてみてほしいのです。

いや、まじやで。

ケチケチしていて「なんか知らんけど」お金のない世界から、「なんか知らんけど」お金が降ってくる世界に、僕が来れたんだから、あなたも、来れるよ。

早く、おいで。待ってるから。

え？

「給料が決まっているから、サラリーマンには、ムリ」ですか？

そんなのも全部、思い込みですよ。

魔法の言葉④

# 「無視されても嫌われても、それでも私は愛されている」

## その「常識」をくつがえせ

「それでも地球は回っている」

ガリレオ・ガリレイの有名な言葉です。

太陽のまわりを、地球のように小さい惑星が自転しながら回っている、そう考えた方が自然なのではないかと考えたのが地動説です。

しかし、その考え方は、

「地球が自転をしていたら、地球上のあらゆるものが、振り落とされてしまうはずだ」

という「常識」があったが故に、当時の人たちには認められなかったのでしょう。

それでも、ガリレオは、

「あらゆるものが地球から振り落とされないのは、それを振り落とそうとする力（遠心力）よりも、地球に引きつけようとする力（重力）の方が大きいからだ」

と、その根拠を言い続けました。

さて、ひるがえって、

「それでも、地球は回っている」を、

**「それでも、あなたは（わたしは）愛されている」**

と置きかえてみたいのです。

「そう思いたいけど、自信がない……」と不安に思う人もいるでしょう。

「そんなの、ぜったい無理！」と断言する人もいるかもしれません。

なぜって、今までの、「自分の常識」では、自分は愛されていなかったから。

あんなこともされたし、こんなことも言われた。

そんな「山ほどの証拠」もある。だから、「自分は愛されない」と決めた。

「だって、そうだもん」

「それ以外考えられないもん」

「こんなわたしでも、愛されるとでもいうの」

「こんなわたしでも、変われるんでしょうか」

そんな声が聞こえてきます。

でも、誰が何と言おうと、あなたがどんな仕打ちにあおうと、あなたがいくら、信じられなくても、**あなたは、愛されているのです。**

そう、ガリレオ時代の人々に、「地動説」が「まったく理解できなくても」それでも、関係なく地球は、回っていたのです。

同じように、あなたが、理解できるかどうかではなく、あなたが、信じられるかどうかにかかわらず、あなたは、愛される存在なんです。

あなたの「常識」を超えたところで、あなたが勘違いしたままでも。あなたは、愛されているのです。

もう、「被害者」で「ダメなあなた」をやらなくていいんです。

もう、そんな「証拠」や「理論」を集めなくていいんです。

もう、救われようといろんなことをしなくていいんです。

もう、愛されるため、期待に応えるために、頑張り続けなくていいんです。

そんなことしなくても、あなたは、愛されていると「決まって」いるのですから。

## 愛されてるのに嫌われるのは、なぜ?

この僕の持論、「それでもあなたは愛されてる」に対してこんな質問がきました。

「『どうせ愛されてる』とつぶやいてるのに、イヤなことを言われたり、嫌われたりするのは何でですか。嫌われるっていう証拠が降ってくるのは、なんでですか」

い――――質問ですね!!

**愛されてる人も嫌われることはあるのです。**

それは、嫌う人には嫌う人の好みと、都合と、トラウマと、思い込みと、勘違いがあるから。だから、それは止められない。

愛されてると信じていても、嫌われることもあるし、イヤな言葉をもらうこともあるんです。

それでも、「自分は愛されている」、そう信じていると、それがそんなにイヤじゃなくなる。

なぜかというと、そのイヤなこと、嫌われたことにたいして、イヤって言えるし、戦えるし、やめろっていってもいいし、そのままそうなんだねって受け入れてもいい。

つまり、自由になるんです。

**それも自信を持って、自由にできるようになるのです。**

あなたの周りで起こることは、天気と同じ、四季と同じ、次々と移り変わります。

それらに、いちいち左右されない「自分」が「ここ」にいる、そのことに自信が持てるようになるんです。

「自分は愛されているんだ」と信じてみる。

そこからすべては始まるのです。

信じられなくても、信じてみる。

信じてみることができなくても、信じてみようかな、と思ってみる。

すると、嫌われることが怖くなくなるのです。

嫌われることが怖くなくなってから、信じるんじゃない、逆なんです。

## 不毛な「愛されている証拠探し」は、もうやめませんか？

あなたが自由が不自由かは、どんな気持ちからその行動を取っているか、が大きなカギになります。

なにを怖がっての、行動なのか。

好きでやっている、行動なのか。

「自分が愛されている」と信じられたら、怖れからの行動はなくなります。そんなことする必要がなくなるから。

嫌われないため、好かれるため、愛されるため、認められるための行動が必要なくなるんです。

つまり、**「こうしないと愛されない」という恐れからの行動がなくなります。**

そうして、「楽しいからやる」「やりたいからやる」行動に変わります。

自分への愛からの行動だけになるのです。

それができないのは、自分が愛されていない、と自分のことを信じられていないから。ただ、その一点です。

自分を信じられるようになるのは、

「愛されているという証拠を見つけること」からでも、

「認められているという証拠を見つけること」からでも、

「なにかができるようになること」からでもありません。

そんな「証拠」をいくら見つけても、信じられないことは、いままでの経験で、十分わかっているでしょう?

だから、やることは、ただひとつ。

ただ、自分は愛されている、と**根拠なく**、信じてみること。

そこからしか始まらないのです。

自分はなにもできなくても愛される存在なんだ、と信じてみる。

信じられなくても、信じてみる。

信じることを選んでみる。

「そこまでおまえが言うなら、信じてみようかなー」

「ちょいとだまされてやるかー」

そんなふうに、試しに思ってみてくださいね。

魔法の言葉⑤

# 「みんなが私を応援してくれる」

## 「なにもかもうまくいかない自分」が180度変わった！

僕も昔は、「なにもかもうまくいかーん」と叫びながら、「なにをやっても報われーん」とぼやきながら生きてきました。

でも、あることをしてから、なにもかも、とは言いませんが、やることなすことうまくいき始めたのです。

それは、なにをしたのでしょう。

あ、先に言っておきますが、別に僕がいまなにもかもうまくいっているわけではありません。

ただ、昔のようにうまくいかなくて「悩む」「困る」が極端に減ったという話です。

いまでも、もちろん、イヤなことはあるし、うまくいかないことなんて山ほどあります。イヤな気分になることもあります。

でも、それを「問題視」することが減ったことが、とてつもなく大きなことでした。僕にとっては。

また、いまは、テレビにも出て、テレビで大きく取り上げていただいて、本もどんどん出版され、重版も続々、セミナーも超満員、スクールは何倍もの選考待ち……と、「見える」結果が出ています。

人はやっぱり「見える結果」が欲しいですよね。

ぼくもずっと見える結果が欲しかった。

それによって、うれしくもあり、楽しくもあり、自信にもなる。

そんな「なにもかもうまくいく（ように見える）方法」が確かにあります。

僕がやったのはたったひとつです。

「普段の活動・努力」以外にやったこと、それは、

**「うまくいくことを自分に許可した」**

ということです。

**うまくいく自分である、それを自分に許可したのです。**

それだけです。

## 「損する覚悟」をすると回り出す

この一見なんてことないように思える「うまくいく自分であることを許可する」というのは、実は、とても怖いことです。

とても自信家で、傲慢で、テングで、と思われても仕方ない、と覚悟することでもあります。

また、「うまくいく」というのは、自分がしたいことがうまくいくことです。それを許可したのだから、「したいことだけ」することにして、「したくないこと」はやめることにしました。

したいことだけするようにしたら、つまり「どんどん損したら」、どんどん欲しかったものが予想を超えて入ってきた。

したいことだけするようにしたら、たくさんの人が支えてくれた。

言いたいことを言うようにしたら、言いたくないことが減っていった。
それだけでした。
「自分がうまくいくことを許可する」というのは、日本にある「謙虚」という言葉とは、相反することのように見えます。
でも、**何もかもうまくいくときは、実は、「自分の力」以外のほうが大きいときです。**
だから、感謝の気持ちしかありません。
ときどき「自分の力は凄いな」と勘違いしそうになります。
でも、やっぱり違う。
自分以外の人の力ばっかりです。
テレビに出してもらったのも、
よい評価をもらうのも、
本がたくさん出せるのも、
どんどん本が売れるのも、
セミナーにたくさん来ていただけるのも、

セミナーをたくさん開催できるのも、
みんな
テレビ局の人
相談員の人
タレントさん
見てくれる人
出版社の方
書店さん
心屋を支えてくれるスタッフのみんな
出会ってくれた、すべてのお客さん
そして、走りすぎたら止めてくれて、常に軌道を見てくれる妻、家族、
そう、自分「以外」の力のおかげなんです。
それまでうまくいってないときは、自分「で」自分「が」なんとかしようとしていました。
「我」「エゴ」ばかりだった。

## 自分以外の力に気づく、それだけ

自分がうまくいくことを許可したとき、自分が愛されている人間だということを許可したとき、今まで「ない」と思っていた「自分以外のものすべて」が、「ある」

「とてつもなくある」

そのことに気づいた。

つまり、なにもかもうまくいかないとき、というのは、他人の力や愛情、そして愛される自分を信用していないときだったのです。

そして、**なにもかもうまくいくとき、というのは、他人の力や愛情、そして愛される自分を信用「してみた」ときだったのです。**

自分はなにも変わっていないのです。

テクニックでも、努力でも、才能でもないのです。

ただ、**人と、自分を信用「してみた」だけ**だったのです。

「そんなこと……信じられないです……」

そう思うかもしれませんね。当然です。

そんな証拠、どこにもないですから。

でも、逆なのです。証拠があるから、信用できる、ではなく、

「信用してみたら、証拠がやってきた」

というのが真実です。

まず、信用してみる。つまり「心が先」なのです。

信用できなくていい、思い込まなくていいんです。

「信用してみようかな」と思うこと。

なにをしていても、何ができなくても、どんな自分であっても、「みんなが自分を応援してくれるということ」、「愛されているということ」、「自分がなにをやってもうまくいくということ」

それを、いま、信用してみてください。

これが〝究極の素直〟だと思うのです。勝手に「どうせ」って自分のことあきらめないで。

あなたは気づかなくても、思えなくても、うまくいくし、愛されるのです。

愛されているのです。

さて、そうだとしたら、あなたはなにを始めますか？

なにを、やめますか？

その大前提に立って想像してみてください。

そして、一歩を、踏み出してくださいね。

# おわりに——それでもうまくいかないとき、思い出してほしいこと

## 好きなことをやる勇気、迷惑かける勇気

好きなことばかりやっていると、
周りの人にいっぱい迷惑をかけているので、
いつも感謝できるのです。
逆に、本当はイヤなことばかり我慢してやっていると、
周りの人に不平不満ばかりが出るのです。

僕もあるときまで、
ずっと我慢して、

頑張って、
ちゃんとしようと生きてきました。
それが、好きなことだけして生きようと決めたとき、
初めて感謝の意味がわかった気がするのです。
それまでは、「見せかけの感謝」「しなきゃいけない感謝」ばかりだったから。

## 短所を伸ばすと、長所も伸びる

「長所を伸ばして、短所を減らそう or 克服しよう」

ではなく、長所も短所も伸ばそう。

長所も短所も自分や世間の価値観で長短をつけているだけだから。

長所7

短所3
なんて、ない。

長所が5あったら、その裏側に同じ5の短所がある。
短所5の裏側には、同じだけの長所5がある。
長所を7に伸ばせば、短所も7に伸びる。

だから、自分で長短決めないで。
自分の変化と成長を勝手に止めないようにするだけ。
それだけでいいんだ。

止めようとすることが、自分の人生の流れをおかしくゆがめる。
それがすねる原因。

短所全開

短所上等
長所使ってくれ
長所全開
そうやって生きること、
それが、「すべてを受け入れる」ということ。

そうすると、流れが変わる。

## 生きているだけでいい

僕たちは、生きているだけで、誰かに何かを与えている。
だから、やさしくしてもらう価値は十分にある。

だから、ただ、受け取ろう。

僕たちは、生きているだけで誰かに迷惑をかけている。
助けられている。
だから、助けてもらうことも受け取ろう。

僕たちは、自分が思っているより素晴らしい。
僕たちは、自分が思っているよりひどいやつなんだ。
だから、いつも誰かにやさしくして生きよう。

憂いている人には、寄り添い、
頑張っている人は、応援し、
困っている人には、手を差し伸べて、
分かち合い、
おびえず、
素直に、
喜び、

ウソをつかず、
見栄を張らずに、
自分だけが正しい、と主張せず、
自分が悪いんだ、と卑下しないで、
目の前の人も、そして自分も、
自分の力で幸せに気づいていくことを
信じて見守ろう。

目の前の人も、そして自分も、
愛され認められて生きているから。

怖がらずにしたいことをして、
やりたくないことはやめて、
自分が幸せに自分らしく生きることが、
人を知らないうちに幸せにしているのだから。

〔著者紹介〕
心屋　仁之助（こころや　じんのすけ）
　性格リフォームの匠。個性を生かして性格を変える心理カウンセラー。兵庫県生まれ。京都を拠点に、独自スタイル「本当の自分を見つける」カウンセリングを行なうかたわら、東京・京都などでセミナー活動を展開している。ある大手企業の管理職として働いていたが、家族に起こった事件がきっかけとなり、心理療法を学び始める。その過程で自身の性格が変容していったことに気づき、心理療法を世に広める必要性に目覚める。それが原点となり、「性格改善」を専門とした現在のカウンセリング活動をスタート。独自開発のその手法は、開業後わずか２年で毎月のカウンセリングの予約が取りにくいほど大盛況となり、テレビ出演でも話題となる。著書は『性格は捨てられる』『人間関係が「しんどい!」と思ったら読む本』（以上、中経出版）など多数あり、著書合計発行部数は140万部を突破した。

本書の内容に関するお問い合わせ先
中経出版編集部　03(3262)2124

仕事・人間関係
「最近なにもかもうまくいかない」と思ったら読む本　（検印省略）

2013年５月29日　第１刷発行
2013年７月25日　第４刷発行

著　者　心屋　仁之助（こころや　じんのすけ）
発行者　川金　正法

発行所　㈱中経出版
〒102-0083
東京都千代田区麹町3の2 相互麹町第一ビル
電話　03(3262)0371（営業代表）
　　　03(3262)2124（編集代表）
FAX 03(3262)6855　振替 00110-7-86836
ホームページ　http://www.chukei.co.jp/

乱丁本・落丁本はお取替え致します。
DTP／ニッタプリントサービス　印刷／三秀舎　製本／小泉製本


ISBN978-4-8061-4749-7　C2034